W0056530

Zu diesem Buch

Ob am Arbeitsplatz, in der Schule oder zu Hause – Tatsache ist, daß wir mittlerweile die meiste Zeit auf dem Po verbringen. Die Folge: 70 bis 80 Prozent aller Menschen leiden unter Rückenschmerzen und Verspannungen. Den Blick auf die optimale Gestaltung unserer Sitzplätze zu lenken ist ein Ziel dieses Buches. Aber was nützt der beste Stuhl, wenn der «Besitzer» darauf krumm sitzt? Das Bewußtsein für ein richtiges und dynamisches Sitzverhalten wird hier durch zahlreiche Übungen geschult. Die praktischen Anregungen zur Entspannung und gezielten Ausgleichsgymnastik fördern auch Ihr Wohlbefinden im Alltag und Beruf.

Hans-Dieter Kempf

Jetzt sitzen Sie richtig

Die Rückenschule gegen Schmerzen und Verspannungen

Unter Mitarbeit von Birgit Seidel-Fabian, Dr. Florian Heidinger und Ulrich Strauss

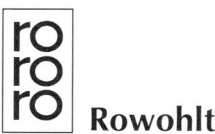

Rowohlt

rororo gesundes leben
Lektorat Bernd Gottwald
und Thorsten Krause

Originalausgabe
Veröffentlicht im Rowohlt Taschenbuch Verlag
Reinbek bei Hamburg, Dezember 1997
Copyright 1997 by Rowohlt Taschenbuch Verlag GmbH,
Reinbek bei Hamburg
Umschlaggestaltung Barbara Thoben
Fotos Horst Lichte
Gesamtherstellung Clausen & Bosse, Leck
Printed in Germany
1490-ISBN 3 499 60373 X

Inhalt

**Tun Sie sich etwas Gutes – mehr Wohlbefinden
durch Bewegung** *85*

Einleitung

Was bedeutet «richtiges» Sitzen? Gibt es die «richtige» Sitzhaltung?

Über eines sind sich die Experten einig: Sitzen ist die ungesündeste Haltung für den menschlichen Körper. Zumindest so, wie wir erwachsene Menschen es betreiben – zu lange und zu statisch. *Die richtige, die beste Sitzhaltung gibt es nicht.* Vielseitigkeit ist gefragt. Eine aufrechte, physiologische Haltung (im Sitzen, Stehsitzen oder Stehen) bewirkt zwar eine gleichmäßige Belastung aller Strukturen. Was dieser Momentaufnahme allerdings fehlt, ist der Wechsel von Belastung und Entlastung, Anspannung und Entspannung, Bewegung und Ruhe. Beobachten Sie Kinder beim Spielen. Sie sind ständig in Bewegung und setzen sich erst, wenn sie erschöpft sind. Sie lernen, malen oder basteln im Sitzen, verändern dabei häufig ihre Position und erhalten auf diese Art die Entwicklungsreize, die ihr Organismus braucht.

«So wenig wie möglich sitzen; keinem Gedanken Glauben schenken, der nicht im Freien geboren ist und bei freier Bewegung, in dem nicht auch die Muskeln ein Fest feiern. Alle Vorurteile kommen aus den Eingeweiden. Das Sitzfleisch ist die Hauptsünde gegen den Heiligen Geist», schreibt F. Nietzsche (zit. nach Milz 1992, 97).

Richtig sitzen bedeutet, den natürlichen Bedürfnissen des Körpers Rechnung zu tragen. Das setzt voraus, daß der Mensch die Signale seines Körpers aufmerksam zu deuten weiß und daß er zu Veränderungen bereit ist: Die Änderung von Gewohnheiten beginnt im Kopf. «Falsch ist immer, wenn man etwas, das nur durch beständiges Üben erarbeitet werden kann, sofort können will», formuliert H. Milz (1992, 97) in seinem Leitfaden für die Suche nach gesunden Sitzpositionen in Anlehnung an Heinrich Jacoby. Die Änderung gewohnten Verhaltens ist mit einigem Training verbunden. Nicht wenige Menschen berichten beispielsweise anfangs über Muskelkater in der Rückenmuskulatur, wenn sie versuchen, sich häufiger aus einer krummen Sitzhaltung aufzurichten und dynamisch zu sitzen. Wenig gebrauchte Muskulatur wird aktiviert und verfestigte Strukturen werden beweglich. Für diese Anpassung benötigt der Körper Zeit. Sie könnten auch nicht von heute auf morgen einen Marathon laufen. Nutzen Sie das Training, um Ihren Körper besser kennenzulernen, alltägliche Bewegungsmuster neu zu entdecken und Ihr Leben bewegter zu gestalten. Verstehen Sie dieses Buch als Ideenbörse, die Ihnen vielfältige Tips zum Sitzverhalten und zur Sitzergonomie als *Hilfe zur Selbsthilfe* an die Hand geben möchte.

Danken möchte ich allen, die zum Entstehen dieses Buches beigetragen haben: Birgit Seidel-Fabian vom Institut für Arbeitsphysiologie an der Universität Dortmund, Dr. Florian Heidinger vom Ergonomie-Institut München und Ulrich Strauss von der Firma Recaro für wertvolle Hinweise im Bereich Ergonomie, Johanna Roessler für die Textkorrekturen, Eva Neu, Jenny und Sunny Kempf sowie Laura Braun für ihre Arbeit als Fotomodelle, der AOK Karlsruhe für die Bereitstellung der Räumlichkeiten, Horst Lichte für die guten Fotoarbeiten und Herrn Gottwald vom Rowohlt Verlag für die bewährt gute Zusammenarbeit.

Hans-Dieter Kempf

Sitzen wir zuviel?

Das Prinzip Bewegung

Der heutige Mensch unterscheidet sich in seinen körperlichen Anlagen kaum vom nomadisierenden Jäger und Sammler vor 40000 Jahren. Seine Leistungsfähigkeit ist im Grunde noch auf die Erfordernisse des damaligen Lebens ausgerichtet. Bewegung war wichtig zur Nahrungssuche, zum Kampf, zur Flucht und zur Informationssuche. Beim Ruhen wurde gekniet, gehockt, gekauert oder gelegen. Die Anlage zum (Boden-)Sitzen ist genetisch programmiert. Das läßt sich sehr gut bei der Entwicklung des Kleinkindes beobachten. Durch Experimentieren kommt es nach etwa sechs bis neun Monaten ganz von selbst zum Sitzen, bevor es sich weiter zum Stehen aufrichtet. Wenn Kinder spielen, basteln oder lernen, nehmen sie ganz unbewußt und spontan die unterschiedlichsten Haltungen ein. Viele davon finden sich in den Aufzeichnungen des Anthropologen Gordon Hewes aus dem Jahr 1957. Er fand

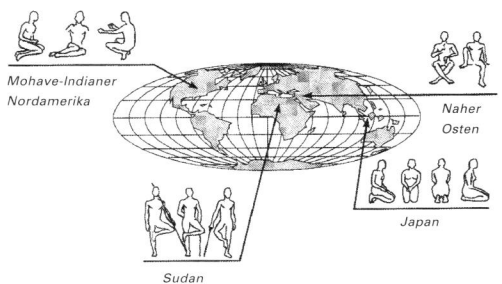

Körperhaltungen bei verschiedenen Völkern der Erde.

1000 verschiedene Positionen, die Menschen aus 480 unterschiedlichen Kulturen über längere Zeit bequem einnehmen können oder konnten. Noch heute verhält sich die Hälfte der Menschheit so, wie es in den westlichen Ländern nur die Kinder tun: kniend, hockend, kauernd, lümmelnd oder stehend.

Die Entwicklung zum Homo sedens

Tatsache ist, daß rund dreiviertel aller Menschen in den westlichen Ländern die meiste Zeit auf der «Po-Ebene» verbringen. Um das Jahr 1800 waren noch rund 80 Prozent aller arbeitenden Menschen vorwiegend körperlich aktiv in der Landwirtschaft tätig. Knapp 200 Jahre später sind es nur 8 bis 10 Prozent. Von den heute rund 38 Millionen Erwerbstätigen sind allein 14 Millionen Menschen mit Büroarbeit beschäftigt. Sie sitzen bis zu ihrer Pensionierung rund 70 000 Stunden. So verwundert es nicht, daß in der Entwicklungslinie des Menschen, ausgehend vom Homo erectus (= dem aufrecht gehenden Menschen), heute schon vom Homo sedens (dem sitzenden Menschen) gesprochen wird.

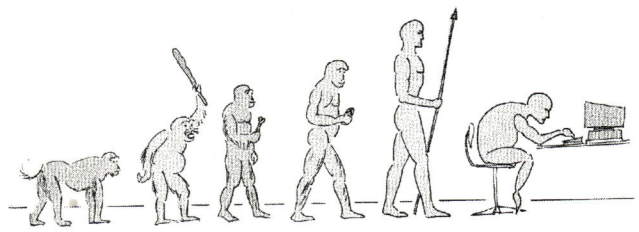

Die Entwicklung des Homo erectus zum Homo sedens.

Folgen des Sitzmarathons

Die Folgen des Sitzmarathons sind nicht unerheblich. Statistiken zeigen, daß

– Rückenschmerzen die Volkskrankheit Nr. 1 geworden sind,
– 80 Prozent der Bevölkerung irgendwann unter Rückenschmerzen leiden,
– 31 Prozent aller Fehlzeiten im Beruf auf Muskel- und Skeletterkrankungen zurückzuführen sind,
– im Verwaltungs- und Dienstleistungsbereich jeder Arbeitnehmer im Durchschnitt etwa 7 Tage im Jahr aufgrund von Muskel- und Skeletterkrankungen fehlt,
– 60–80 Prozent von 1000 untersuchten Grundschulkindern leichte Haltungsschwächen oder Haltungsschäden haben und 40 Prozent Muskeldefizite aufweisen,
– 65 Prozent von 28000 untersuchten Kindern in Kindergärten medizinisch auffällig waren.

(Quellen: Focus 9/95, BKK 1997, Fleiss 1994, IDIS 1988)

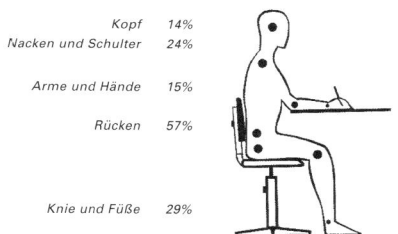

Häufigkeit körperlicher Beschwerden bei Büroangestellten (aus Grandjean/Hünting 1989).

Die westliche Sitzkultur

«Stühle sind die Krücken unserer Gesellschaft» (Rudofsky 1987, zit. nach Milz 1992, 90).
Die westliche Sitzkultur ist untrennbar mit der Entwicklung des Stuhls verbunden. Dabei ist die Geschichte des «heutigen» Sitzens mit weniger als 5000 Jahren noch relativ jung, die

des Stuhls in seiner heutigen Form mit etwa 500 Jahren geradezu neu. Dahinter steht die Bemühung, Stühle zu entwickeln, die das vollkommene Sitzen ermöglichen: aufrecht und unbewegt. Der Körper wird an allen Punkten abgestützt, um eine bequeme Haltung zu ermöglichen. Der Kreuzlehnstuhl des Orthopäden F. Staffel (1884), der für eine straffe, rechtwinklige Sitzhaltung entwickelt wurde, gilt den meisten Ergonomen und Designern immer noch als Vorbild, obwohl Staffel selbst diese Sitzhaltung nicht als ideal ansieht: «Jeder Winkelgrad, den man an der Beugung der Hüft- und Kniegelenke beim Sitzen sparen kann, ist ein Gewinn» (Staffel 1884, zit. nach Eickhoff 1993, 134). Bequemlichkeit, Komfort und Design kennzeichnen heute die Anforderungen der meisten Menschen an modernes Sitzen. Allerdings äußert sich Bequemlichkeit allzu häufig in Trägheit, Sich-hängen-Lassen und Unbeweglichkeit.

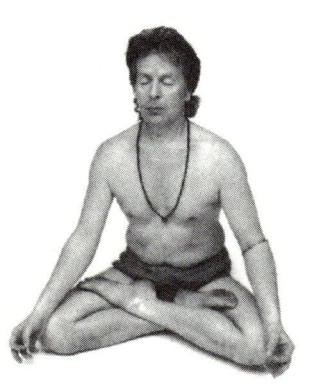

Der Lotossitz vermittelt Stabilität und Lockerheit zugleich.

Der Yoga-Sitz als Kontrast

Im Kontrast dazu steht im Yoga und Zen der aufrechte Lotossitz als die Krönung des Sitzens. Man sitzt, als würde man mit dem Gesäß in die Erde drücken und mit dem Kopf in den Himmel stoßen. Ohne Abstützung des Rückens ruht der Körper durch eine ausgeglichene Muskelaktivität in sich selbst. Das körperliche Gleichgewicht ist die Basis zur Erlangung des inneren, psychischen Gleichgewichts.

Natürliches Sitzen

Jedes Ding erscheint zuerst lächerlich, dann wird es bekämpft, schließlich ist es selbstverständlich, sagte Arthur Schopenhauer.

Neuere Sitzkonzepte gehen weg von der rein verstuhlten Lebensweise. Stehsitzen, Stehen, Gehen, Liegen, Knien, Kauern und Hocken sind Möglichkeiten, wieder vermehrt Bewegung in den Alltag zu integrieren und «von unserem Gesäß wieder auf die Füße zu kommen». Neue Haltungen erfordern auch neue Möbel, aber vor allem neues Denken: bewegtes Sitzen für geistig bewegliche Menschen.

Am deutlichsten sehen wir die Notwendigkeit bei unseren Kindern. «Setz dich gerade hin!», «Bleib still sitzen!», «Nimm die Hände auf den Tisch!» oder «Zapple nicht so auf dem Stuhl herum!» sind Befehle, mit denen wir zum richtigen Sitzen (?) dressiert wurden und wie wir es mit unseren Kindern tun. Schon im Kindergarten, vor allem aber in der Schule müssen die Kinder über längere Zeit stillsitzen, obwohl der kindliche Organismus für seine Entwicklung Bewegungsreize benötigt und das Kind seinen natürlichen Bewegungsdrang ausleben möchte. Der schulische Sitzzwang findet seinen nahtlosen Übergang im Studium und dann am Arbeitsplatz, an dem die menschlichen Bewegungen durch einseitige und eintönige Arbeitstätigkeiten weiter «fragmentiert und monotonisiert» (Milz 1992, 94) werden.

So sitzen Sie «richtig» – eine Sitzschule

Vorteile und Nachteile des Sitzens

Das Sitzen hat als Ruhe- und als Arbeitshaltung z. B. gegenüber dem Stehen einige Vorteile. Allerdings stellt das monotone, statische Sitzen in vorwiegend ungesunder Körperhaltung auf Dauer eine hohe Belastung für die Strukturen des Organismus dar. Bewegungsmangel und fehlendes Training reduzieren diese Strukturen gleichzeitig in ihrer Belastbarkeit, so daß sie den einseitigen Belastungen oft nicht mehr gewachsen sind. Die Folgen des *Mißverhältnisses von zu hoher Belastung und zu geringer Belastbarkeit* äußern sich zuerst in Befindlichkeitsstörungen, später in Funktionseinbußen und Erkrankungen. Daß diese Fehl- bzw. Überlastung subjektiv nicht rechtzeitig empfunden wird, liegt zum einen an fehlenden organischen Rezeptoren (Fühlern), z. B. in den Bandscheiben, zum anderen in einer schlecht ausgeprägten Körperwahrnehmung.

Um Überlastungen entgegenzuwirken, kann man einerseits die *Belastungen verringern*, andererseits die *Belastbarkeit bzw. Leistungsfähigkeit erhöhen*. Beides ist durch entsprechende *Verhältnisprävention* (ergonomische Gestaltung der Umgebung) und *Verhaltensprävention* (gesundheitsorientierte Veränderung des Verhaltens) möglich. Der ergonomisch gestaltete Arbeitsplatz bietet als «Hardware» die Voraussetzung, die erst im Zusammenspiel mit der richtigen «Software», dem bewußten Verhalten, richtig genutzt werden kann.

14

Vorteile des Sitzens

– Verbesserung der Rumpfstabilität
– Entlastung der Hüftgelenke und der Beine
– Entlastung der unteren Wirbelsäulensegmente nach längerem Stehen
– Geringerer Energieverbrauch als im Stehen durch weniger Muskelbeanspruchung
– Stabilisierung der Körperposition mit guter visueller Übersicht für viele Arbeitspositionen
– Regeneration nach intensiver körperlicher Beanspruchung

Nachteile des Sitzens

– Verspannung und Verhärtung der Muskulatur (z. B. Nacken, Schultergürtel)
– Erschlaffung bzw. Verkürzung der Hüftbeuge-, Bauch-, Brust- und Rückenmuskulatur
– einseitige und statische Belastung, besonders der Bandscheiben
– Beeinträchtigung des Stoffwechsels von Bandscheiben und Muskulatur
– Beengung der inneren Organe (insbesondere Atmungs- und Verdauungsorgane)
– Behinderung des venösen Blutstromes mit Belastung der Blutgefäße in den Beinen
– Kopfschmerzen bei vornübergeneigter Schreib- und Lesehaltung
– Müdigkeit und Konzentrationsschwäche durch Bewegungsmangel

Vorteile und Nachteile des Sitzens auf einen Blick.

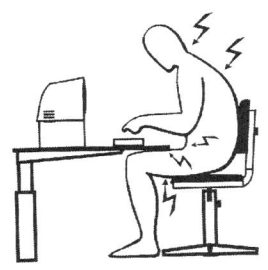

Ursache vieler Schmerzen ist häufig langes Sitzen.

Grundlagen für das «richtige» Sitzen

Das Ziel der nachfolgenden Übungen ist die Bewußtmachung und das Aufbrechen gewohnter Haltungsmuster, die Erarbeitung einer persönlichen physiologischen Sitzhaltung und die Hinführung zum aktiven Sitzen.

Durchwandern Sie in Gedanken Ihren Körper
1. Durchwandern Sie in Gedanken Ihren Körper von unten nach oben.
2. Spüren Sie Ihre Füße, Ihre Oberschenkel, Ihr Gesäß, Ihren Rücken, Ihren Kopf und Ihre Schultern. Nehmen Sie Ihren Körper im Ganzen wahr.

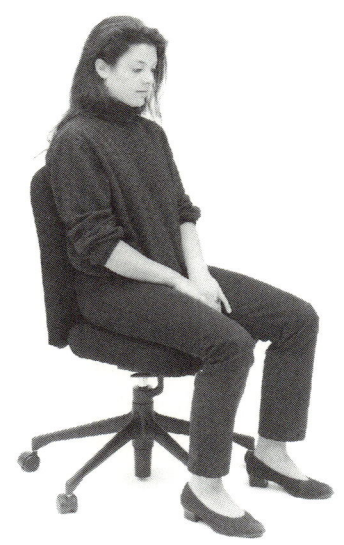

Achten Sie auf die Ausgangsstellung

1. Setzen Sie sich auf den vorderen Teil Ihres Stuhls.
2. Öffnen Sie die Beine hüftbreit. Beide Fußsohlen stehen auf dem Boden, die Fußspitzen zeigen leicht nach außen in dieselbe Richtung wie die Oberschenkel.
3. Richten Sie, wenn möglich, die Sitzfläche so ein, daß Ihre Unter- und Oberschenkel mindestens einen rechten Winkel bilden. Die Knie sollten nicht höher als die Hüfte sein.

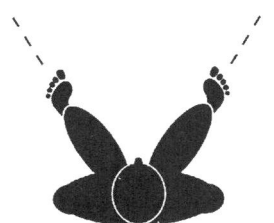

Korrekte Beinachsen beim Sitzen. Fuß, Unterschenkel und Oberschenkel liegen in einer Ebene.

Spüren Sie Ihre Sitzbeinhöcker

1. Setzen Sie sich auf Ihre Hände. Spüren Sie Ihre Sitzbeinhöcker?
2. Rollen Sie über die Sitzbeinhöcker nach vorne und hinten. Sitzen Sie vor den Sitzbeinhöckern, so richtet sich Ihr Oberkörper auf, sitzen Sie dahinter, so sinken Sie in sich zusammen.

Kippen Sie Ihr Becken nach vorne

1. Die Beckenkippung ist die Grundlage für eine aufrechte Haltung. Fassen Sie mit den Händen jeweils rechts und links an den Beckenkamm.
2. Stellen Sie sich Ihr Becken als eine Wasserschüssel vor. Kippen (drehen) Sie das Becken nach vorne (ein Hohlkreuz entsteht, die Wasserschüssel wird ausgeschüttet) und nach hinten (die Wasserschüssel läuft voll).

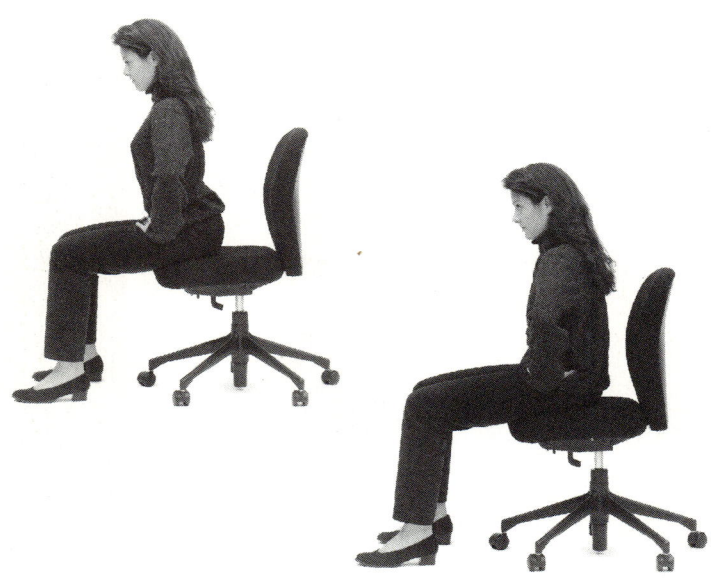

Ergänzender Hinweis:
Die Beweglichkeit im Hüftgelenk wird verbessert, wenn Sie Ihre Beine abspreizen oder die Sitzfläche erhöhen.

Spüren Sie die Bewegung Ihrer Wirbelsäule

1. Legen Sie eine Hand an den Bauch, die andere an Ihre Lendenwirbelsäule.
2. Kippen Sie das Becken abwechselnd nach vorne und hinten. Beim Vorkippen des Beckens spüren Sie eine leichte Aushöhlung im Lendenwirbelsäulen-Bereich (Lendenlordose), beim Zurückdrehen spüren Sie eine Streckung bzw. Rundung der Lendenwirbelsäule.
3. Vergleichen Sie Ihre Atmung beim krummen Sitzen und beim aufrechten Sitzen.

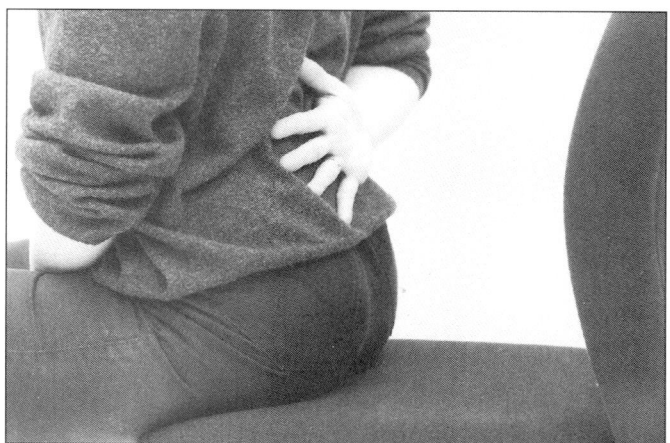

Suchen Sie sich Ihre physiologische Beckenstellung

1. Kippen Sie dazu Ihr Becken bis zum Bewegungsende nach vorne (Hohlkreuz). In dieser Stellung spüren Sie kaum Druck auf Ihren Sitzbeinhöckern.

2. Drehen Sie nun Ihr Becken bis zu dem Punkt nach hinten, wo der Druck auf die Sitzbeinhöcker spürbar zunimmt. Ihre Wirbelsäule befindet sich hier in ihrer physiologischen Form (leichte Hohlkreuzstellung). Der Übergangsbereich vom Kreuzbein zur Lendenwirbelsäule wird dabei optimal belastet.

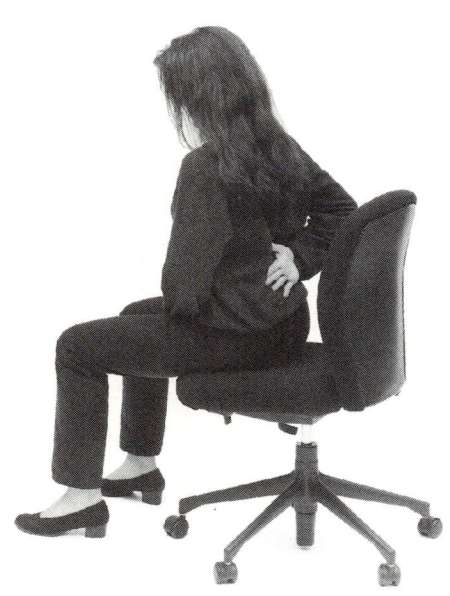

Heben Sie Ihren Brustkorb

1. Schieben Sie bewußt Ihr Brustbein gegen Ihren Finger nach vorne oben.
2. Atmen Sie gleichmäßig weiter. Stellen Sie sich vor, stolz eine Medaille zu zeigen. Die Belastungsverhältnisse im Übergangsbereich von der Lenden- zur Brustwirbelsäule werden dadurch optimiert und eine freiere Atmung ist möglich.

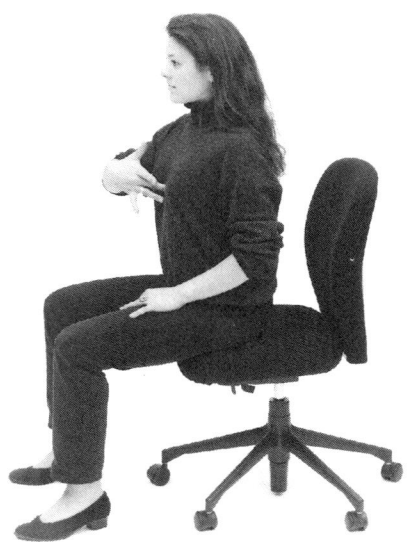

Machen Sie Ihren Nacken lang

1. Führen Sie den Kopf abwechselnd nach vorne (als ob Sie neugierig schauen) und nach hinten (als ob Sie ernst schauen).

2. Ziehen Sie Ihr Kinn leicht heran (ein Doppelkinn entsteht), und strecken Sie Ihren Kopf vom Hinterkopf ausgehend nach oben. Im Bereich der Halswirbelsäule (HWS) kommt es zur Streckung und damit zu einer gleichmäßigen Belastung der Wirbelsäulenelemente.

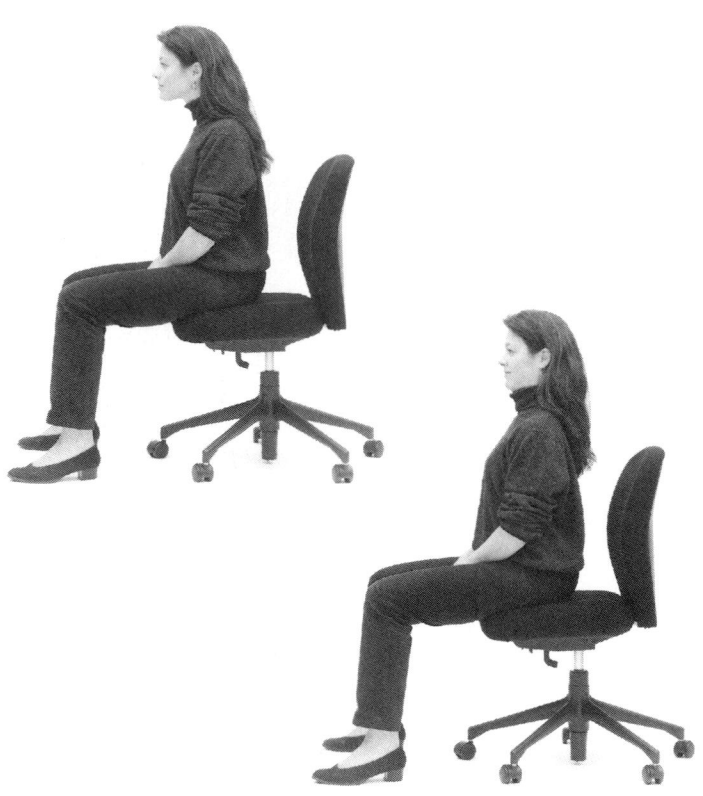

Lockern Sie Ihre Schultern

1. Ziehen Sie die Schultern nach oben in Richtung Ohren. Halten Sie die Spannung, und lassen Sie nach einigen Sekunden die Schultern wieder fallen.
2. Ziehen Sie die Schultern nach hinten, und entspannen Sie wieder. Wiederholen Sie die Übungen, bis Sie spüren, daß der Schultergürtel locker und entspannt auf dem Brustkorb liegt.

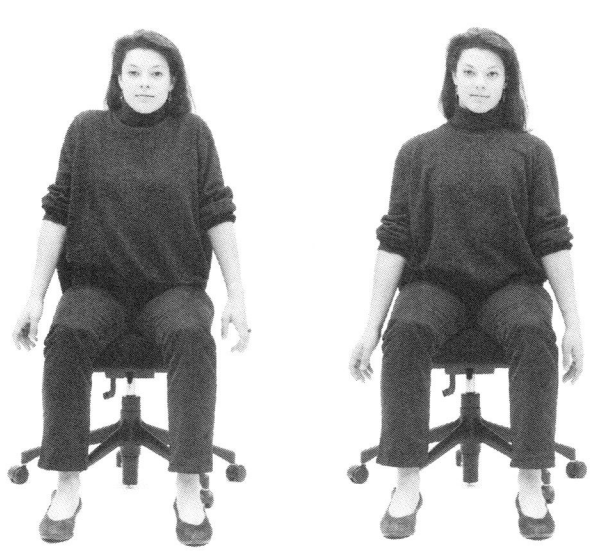

Ergänzender Hinweis:

Werden die Schultern dauerhaft (z. B. durch Fehlhaltungen) hochgezogen, so verliert der Schultergürtel seine Auflagefläche, die anhebenden Muskeln werden überbeansprucht, verkrampfen mit der Zeit und führen zu Schmerzen.

Denken Sie an eine Marionette

1. Fassen Sie in einer krummen Sitzhaltung einen imaginären Faden, der aus der Mitte Ihres Kopfes herausragt.
2. Wie bei einer Marionette ziehen Sie sich nun an dem Faden nach oben.

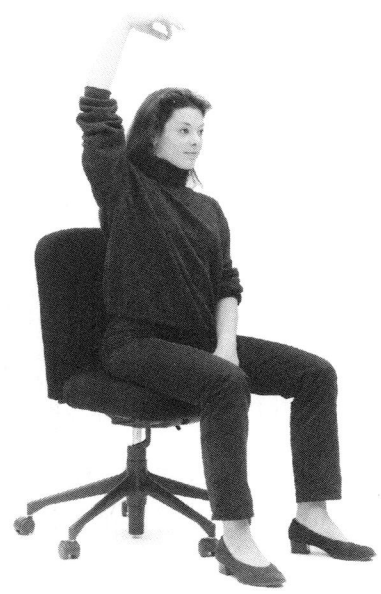

Drehen Sie Ihre Zahnräder

1. Vergleichen Sie das Einnehmen der aufrechten Haltung mit einem Zahnradmodell. Drehen Sie das untere Zahnrad (Becken) nach vorne (Beckenkippung), so läuft das mittlere (Brustkorb) gegengleich nach hinten (Brustkorbhebung), um das obere (Halswirbelsäule) wieder nach vorne zu drehen (Halswirbelsäulenstreckung).
2. Um ein Gefühl für die Schwingungen Ihrer Wirbelsäule im Sitzen zu erhalten, setzen Sie sich ganz an eine Wand

oder halten sich einen Besenstiel an den Rücken. Bei der Beckenbewegung spüren Sie Veränderungen in der Wirbelsäulenstellung durch den veränderten Druck unterschiedlicher Anteile der Wirbelsäule an der Wand oder am Stab.

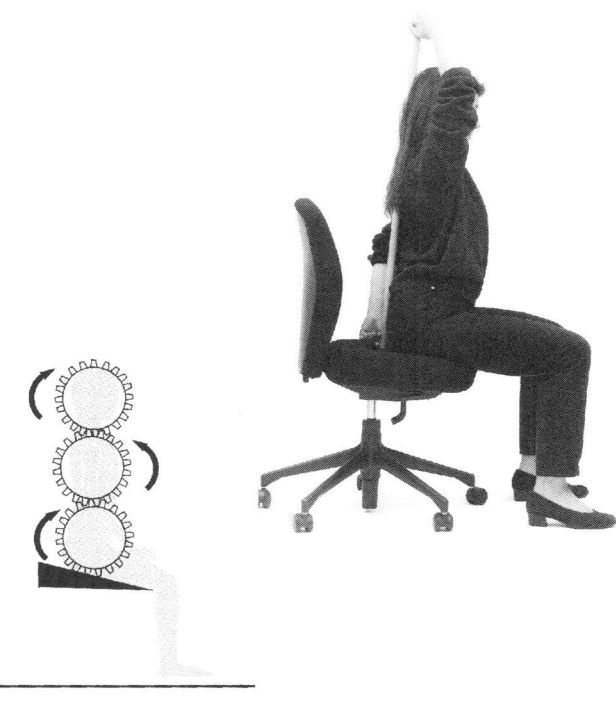

Das Zahnradmodell veran-
schaulicht die Aufrichteaktio-
nen beim Einnehmen einer
physiologischen Sitzhaltung:
– Beckenkippung
– Brustkorbhebung
– Halswirbelsäulenstreckung.
(nach Boner, u. a. 1988)

Spüren Sie Anspannung und Entspannung

1. Stellen Sie sich vor, Ihre Füße seien am Boden festge-klebt. Ziehen Sie Ihre Füße ohne eine Bewegung zu sich heran.

2. Ziehen Sie die ineinandergehakten Finger vor dem Brust-bein auseinander. Halten Sie diese Ganzkörperspannung einige Sekunden, und atmen Sie dabei gleichmäßig.

3. Reduzieren Sie die Spannung, ohne das Becken nach hinten drehen zu lassen, und spüren Sie nach. Lassen Sie sich Zeit, die aufrechte Haltung wahrzunehmen. Fällt Ihnen nun im Vergleich zu vorher die aufrechte Sitzposi-tion leichter?

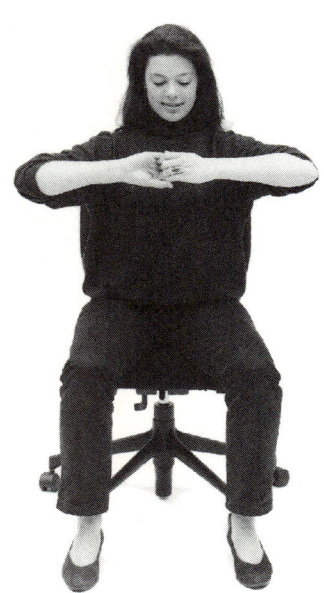

Sitzen Sie im Lot

1. Schließen Sie in der physiologischen Sitzposition Ihre Augen.
2. Bewegen Sie Ihren aufrechten Oberkörper langsam nach vorne und nach hinten, nach rechts und nach links. Spüren Sie die auftretenden Muskelspannungen.
3. Suchen Sie eine Körperposition, in der das Spannungsgefühl von Bauchmuskulatur und Rückenmuskulatur ausgeglichen ist.

Ergänzender Hinweis:
Für die aufrechte Sitzhaltung orientieren Sie sich an folgenden Beobachtungskriterien:

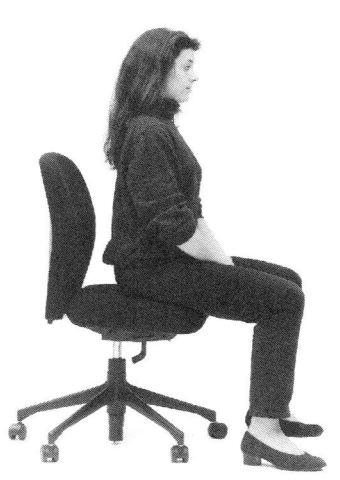

– Kopfstellung: das Kinn ist leicht herangezogen, die Halswirbelsäule gestreckt,
– Schultergürtel: die Schultern sind in Mittelstellung und liegen locker auf dem Brustkorb auf,
– Brustkorbstellung: der Brustkorb ist leicht angehoben und aufgerichtet,
– Beckenstellung: das Becken ist leicht nach vorne gekippt (leichte Hohlkreuzstellung),
– Kniestellung: der Winkel zwischen Unter- und Oberschenkel beträgt mindestens 90 Grad (die Beinachse beachten: Fuß, Unterschenkel und Oberschenkel liegen in einer Ebene),
– Fußstellung: die Fußsohle steht ganz auf dem Boden, die Beine sind leicht geöffnet.

Massieren Sie Ihre Bandscheiben

1. Belasten Sie im Wechsel die rechte und die linke Gesäßhälfte, und lenken Sie die Aufmerksamkeit ganz auf die einseitige Belastung (wenn möglich, können Sie eine Gesäßhälfte ganz abheben).

2. Lassen Sie Ihr Becken kreisen, und «massieren» Sie so Ihre Bandscheiben.

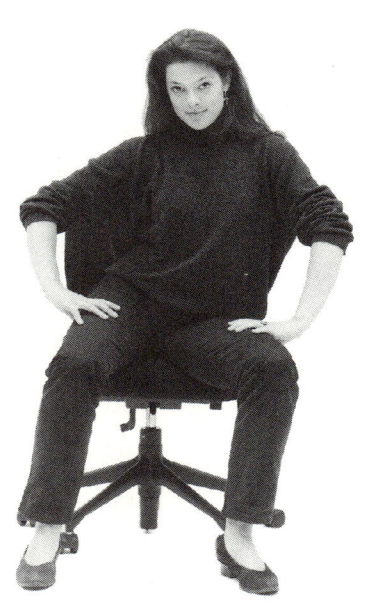

Sitzen Sie aktiv

Kinder verändern ständig unbewußt ihre Haltung. Versuchen auch Sie, Ihre Sitzhaltung häufig zu wechseln. Gestatten Sie es sich, mit den Sitzpositionen zu experimentieren. Beobachten Sie dabei Ihren Körper. Wir zeigen Ihnen einige Beispiele.

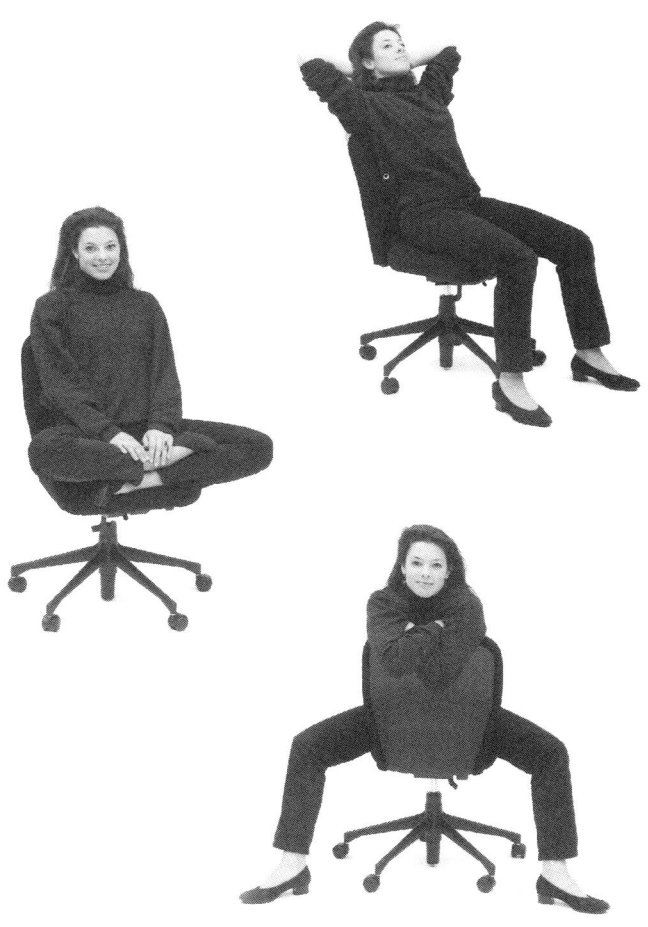

Zehn Tips für das Sitzen im Alltag

1. Beobachten Sie sich selbst
2. Reduzieren Sie Ihre Sitzzeit
3. Wechseln Sie zwischen Sitzen, Stehen und Gehen
4. Bringen Sie Bewegung in Ihr (Arbeits-)Leben
5. Sitzen Sie dynamisch – entdecken Sie alternative Sitzpositionen
6. Sorgen Sie für Entspannung
7. Machen Sie Aktivpausen
8. Nutzen Sie alternative Sitzgelegenheiten
9. Gestalten Sie Ihre Umgebung ergonomisch
10. Starten Sie, anstatt zu warten

Beobachten Sie sich selbst

«Ein jeder bewegt sich, empfindet, denkt, spricht auf die ihm ganz eigentümliche Weise, dem Bild entsprechend, das er im Lauf seines Lebens von sich gebildet hat. Um die Art und Weise seines Tuns zu ändern, muß er das Bild von sich ändern, das er in sich trägt. ... Das Ich-Bild besteht aus vier Teilen, die an jedem Tun beteiligt sind: Bewegung, Sinnesempfindung, Gefühl und Denken» (Feldenkrais 1978, 31).

Die *Körperwahrnehmung ist Grundlage von Verhaltensänderungen und Bewegungslernen.* Beobachten Sie sich in Ihrem Tun. Nehmen Sie zwischendurch bewußt Ihren Körper und Ihre Gefühle wahr. Insbesondere die Übungen dieses Buches bieten sich an, um die Bewegungsmöglichkeiten der Wirbelsäule und angrenzender Körperbereiche kennenzulernen, sowie die dabei auftretenden Informationen (Lage der Körperteile, Kontraktion der Muskulatur, Beugung der Gelenke, Atmung usw.) und Gefühle bewußt wahrzunehmen. Erst auf dieser Basis können die eigenen Fehlhaltungen bemerkt und ohne Hilfe von außen selbständig wieder ins Gleichgewicht gebracht werden. Nur wenn wir unsere Sinne ernst nehmen, leben wir sinnvoll, sagte Friedrich Nietzsche.

Reduzieren Sie Ihre Sitzzeit

Sitzen ist um so gesünder, je weniger Sie es praktizieren! Gesundheitliche Probleme entstehen in der Regel aus einem Mißverhältnis von zu großer bzw. falscher Belastung und zu geringer Belastbarkeit. Beim krummen Sitzen werden die durch das Körpergewicht auftretenden Kräfte passiv durch den Bandapparat übernommen. Die Bänder allein sind auf Dauer der Beanspruchung nicht gewachsen, die Muskulatur wird überstreckt und schwindet (atrophiert), und die Bandscheiben werden unphysiologisch beansprucht, was ihren Verschleiß (Degeneration) beschleunigt.

Versuchen Sie, *weniger an einem Stück zu sitzen*, d. h., die Sitzzeit häufiger zu unterbrechen, und ganz allgemein Ihre *Sitzzeit zu reduzieren*. Ein sehr bewährtes Mittel hierzu ist, sich selbst zu beobachten und sein tägliches Sitzverhalten zu analysieren. Versuchen Sie, folgende Fragen zu beantworten: Wie viele Stunden sitze ich am Tag? Bei welchen Gelegenheiten und auf welchen Sitzmöbeln sitze ich?

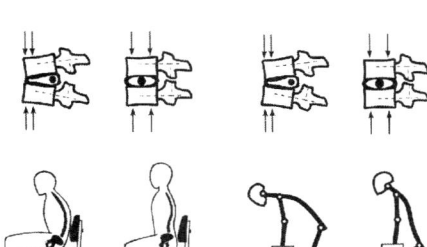

Die Beanspruchung der Gewebe des Stützapparates ist bei einer bequemen, krummen Sitzhaltung größer und unphysiologischer als bei einer aktiven, aufrechten Haltung.

Wechseln Sie zwischen Sitzen, Stehen und Gehen

Im Grunde ist für den Organismus beim langen Sitzen vor allem die Dauer der einseitigen Belastung und das Fehlen des entsprechenden Belastungswechsels das Problem. So ist eine Ernährung (Durchsaftung) der Bandscheiben mit Nährstoffen nur durch den *häufigen Wechsel zwischen Be- und Entlastung* möglich. Auch die Durchblutung der Muskulatur und somit der Stoffwechselaustausch ist nur durch das dynamische Prinzip von Anspannung und Entspannung gewährleistet.

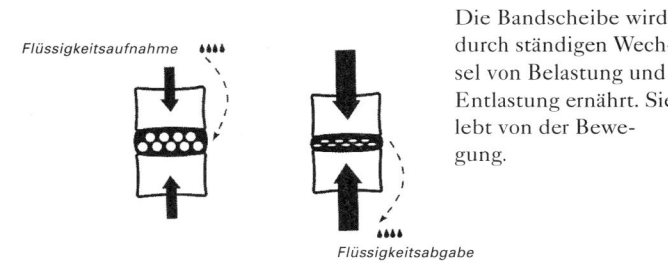

Die Bandscheibe wird durch ständigen Wechsel von Belastung und Entlastung ernährt. Sie lebt von der Bewegung.

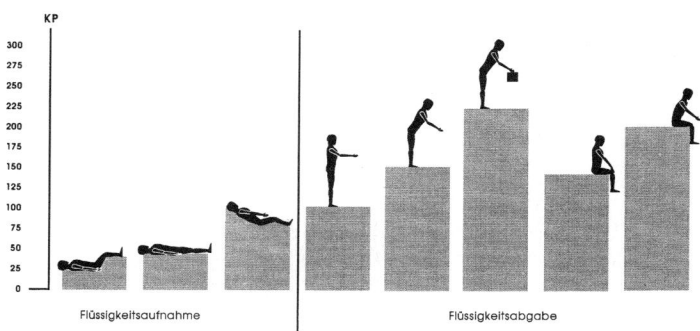

Ungefähre Belastung der Lendenwirbelsäule bei verschiedenen Stellungen.

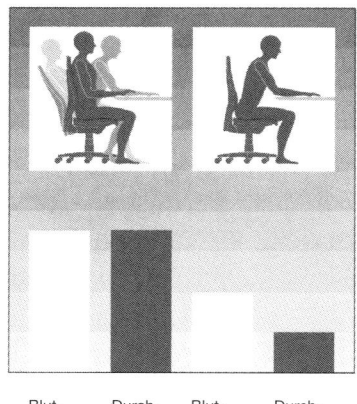

Dynamische Arbeit   Statische Arbeit

Blut-   Durch-   Blut-   Durch-
bedarf   blutung   bedarf   blutung

Bei ständiger Anspannung (statischer Arbeit) werden die Blutgefäße (Kapillaren) komprimiert, die Durchblutung ist mangelhaft, und die Muskulatur ermüdet.

Die Bewegung, bzw. der Wechsel der Arbeitshaltungen hat für den Organismus eine Reihe positiver Auswirkungen:
– Die Muskulatur wird besser durchblutet.
– Die Bandscheiben (Gelenkknorpel) werden durchsaftet.
– Die Atmung und der Stoffwechsel werden verbessert.
– Der venöse Blutrückstrom aus den Beinen zum Herzen wird durch die Aktivierung der Muskelpumpe gefördert.
Aus diesem Grund sollten Sie das *Sitzen durch Stehen und Gehen unterbrechen*. Wie häufig Sie das tun, hängt ganz von Ihrem persönlichen Befinden, der Gesundheits- und der Arbeitssituation ab. Tätigkeiten wie Telefonieren, Besprechungen abhalten, Post sortieren oder in Unterlagen etwas heraussuchen bieten sich dafür hervorragend an. Voraussetzung dafür ist jedoch, daß Sie an Ihrem Arbeitsplatz die Möglichkeiten hierzu schaffen, z. B. durch ein Stehpult, Sideboard o. ä. Die Ergebnisse einer amerikanischen Studie zeigen bis zu 20 Prozent schnellere Reaktionszeiten im Stehen gegenüber dem

Sitzen. Außerdem läßt sich Ermüdung eher vermeiden. Japanische Großunternehmen nutzen diesen Effekt, indem sie immer häufiger Stehkonferenzen durchführen.

Bringen Sie Bewegung in Ihr (Arbeits-)Leben

Schon den Weg zur Arbeitsstätte können Sie bewegungsreich gestalten, indem Sie möglichst das Fahrrad benutzen oder zu Fuß gehen. Sind Sie auf öffentliche Verkehrsmittel angewiesen, versuchen Sie einfach, den Weg von oder zur Haltestelle in flottem Tempo zu bewältigen. Oder steigen Sie einmal eine Haltestelle früher aus und gehen Sie den Rest zu Fuß. Sie stärken damit nicht nur Ihr Herz-Kreislauf-System, sondern machen sich auch geistig fit für die kommenden Stunden.

Auch am Arbeitsplatz können Sie *viele kleine Gelegenheiten zur Bewegung nutzen*:

– Bevorzugen Sie das *Treppensteigen*, anstatt den Fahrstuhl zu benutzen.

– Führen Sie *kleine Botengänge* wie das Holen einer Akte oder eines Getränks selbst durch, anstatt andere sich für Sie bewegen zu lassen.

– *Besprechen Sie sich vor Ort persönlich mit Ihren Kollegen*, anstatt zu telefonieren. Das verbessert außerdem die persönliche Beziehung.

– Nutzen Sie *Wartephasen für einfache Spannungsübungen*, z. B. indem Sie sich am Kopierer auf die Zehenspitzen stellen und die Rumpfmuskulatur anspannen.

– Verbinden Sie Ihre *Mittagspause mit einem kurzen Spaziergang* an der frischen Luft oder mit einigen gymnastischen Übungen.

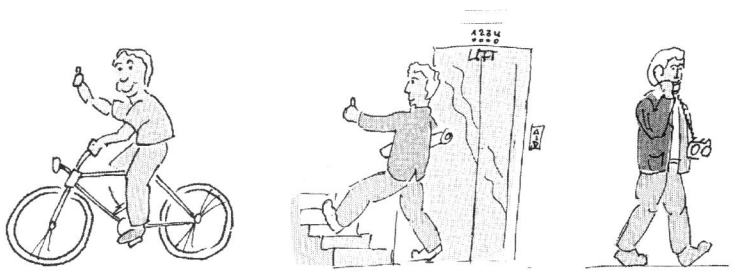

Fahrradfahren, Treppensteigen und Telefonieren im Stehen sind Aktivitäten, die sich leicht in den Alltag einbauen lassen.

Sitzen Sie dynamisch – entdecken Sie alternative Sitzpositionen

Bei ungestütztem Sitzen ist die Belastung auf Bandscheiben, Gelenke, Bandapparat und Muskulatur dann physiologisch am vorteilhaftesten, wenn sich die Wirbelsäule harmonisch in ihrer Doppel-S-Form an der Schwerelinie aufrichtet, man also «gerade» sitzt. Das Becken mit dem Kreuzbein als Basis der Wirbelsäule ist dabei leicht nach vorne gekippt, der Brustkorb aufgerichtet und der Kopf von der Halswirbelsäule aus gestreckt. Aber auch diese Sitzhaltung stellt über längere Zeit eine Zwangshaltung dar. Vermeiden kann man diese Haltungskonstanz durch kleine Beckenbewegungen, durch den häufigen Wechsel der Sitzpositionen, durch Abstützen oder durch einfache Bewegungsübungen. Das bewegte, aktive, lebendige Sitzen beansprucht die Muskulatur in ökonomischer Weise, verteilt den Druck gleichmäßig und abwechselnd auf die gesamte Fläche der Bandscheiben und fördert durch die ständige Be- und Entlastung deren Ernährung. *Ideal sitzen heißt dynamisch sitzen*!

Voraussetzung hierfür ist, daß Sie sich selbst erlauben, mit Ihrem Sitzverhalten zu experimentieren. Warum sollten Sie sich nicht öfter auf den Boden setzen, knien oder legen, auf dem Stuhl die verschiedensten Sitzhaltungen ausprobieren

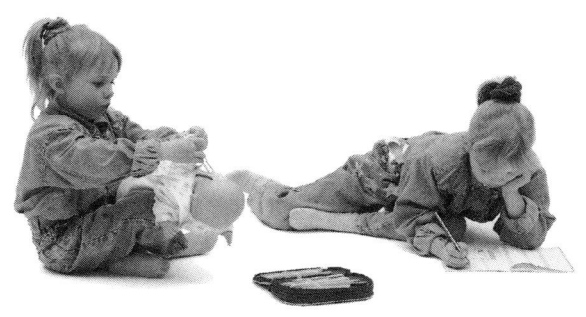

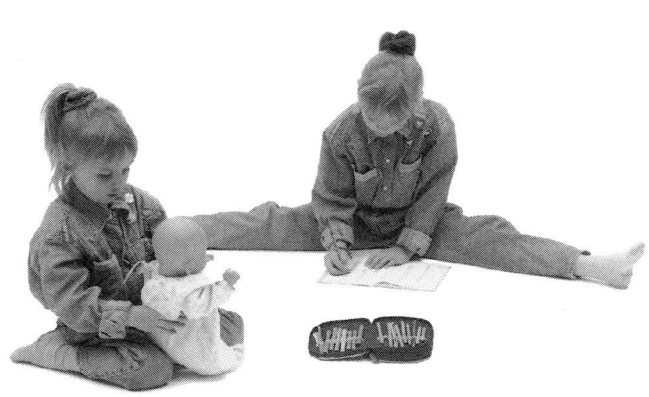

oder auch im Stehen diverse Haltungen erproben? In Öster-
reich und der Schweiz gibt es z. B. zahlreiche Schulen, in
denen Kinder nicht nur auf alternativen Sitzmöbeln sitzen,
sondern auch im Stehen, im Liegen oder in der Bewegung lernen.

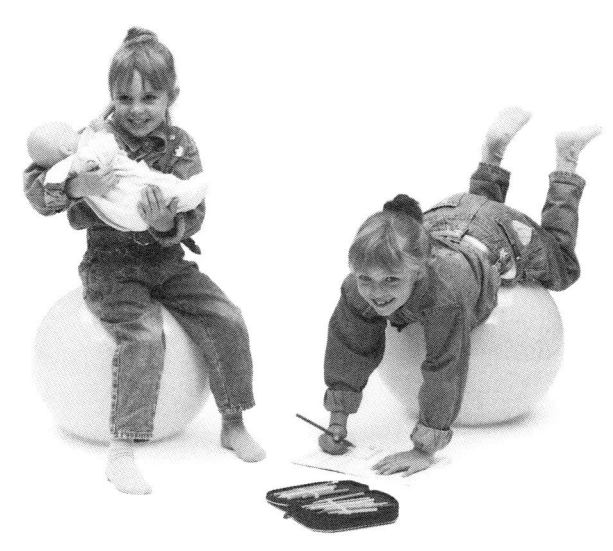

Machen Sie es wie die Kinder: Probieren Sie viele verschiedene
Sitzpositionen aus!

Sorgen Sie für Entspannung

Der *Organismus benötigt das Wechselspiel von Anspannung und Entspannung*. So geben Sie beim Lesen und Schreiben durch Aufstützen der Arme einen Teil des Oberkörpergewichts an die Schreibtischplatte ab und entlasten damit Muskulatur und Bandscheiben. Ähnliches gilt, wenn beim Zurücklehnen der Rücken durch die Lehne abgestützt wird. Eine Rückneigung des Oberkörpers von ca. 120 Grad (gegen die Horizontale), verbunden mit der Benutzung eines Lendenkissens (Lendenbausch), stellt für den Bandscheibeninnendruck die günstigsten Bedingungen dar.

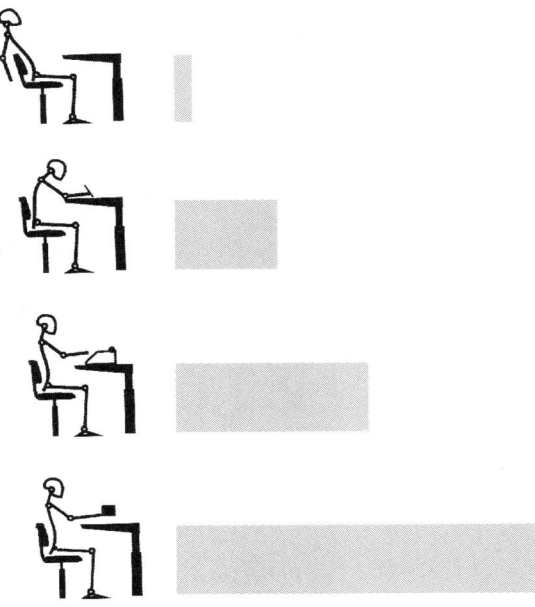

Der Bandscheibendruck bei verschiedenen Sitzhaltungen.

Verspannungen und Rückenschmerzen haben ihre Ursache häufig in psychosozialer Überlastung. Entspannungsverfahren sind eine Möglichkeit, auftretende Belastungen besser zu bewältigen und somit mehr Lebensqualität zu erreichen.

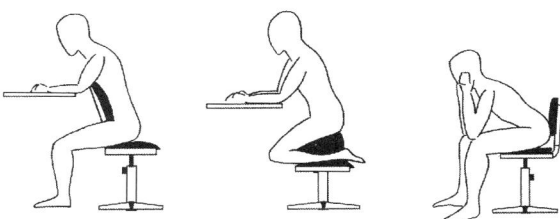

Entlastungshaltungen im Sitzen.

Machen Sie Aktivpausen

Eine *Bewegungspause* hat viele positive Wirkungen. Sie baut Ermüdung ab und stellt die *Leistungsfähigkeit* wieder her, indem sie Zwangshaltungen und Bewegungsmangel ausgleicht. Sie verbessert die *Aufmerksamkeit* und verringert die Unfall- und Krankheitsneigungen. Sie steigert die *Arbeitsfreude* und die *Motivation* zu Bewegung und sportlicher Aktivität.

Mit einigen einfachen «Bewegungsbildern» können Sie sich jederzeit schnell aktivieren. Hier einige Beispiele:

– Wackelpo: abwechselnd auf der rechten und linken
  Pohälfte sitzen,
– heiße Platte: schnelles Aufstehen und Hinsetzen,
– Giraffe: Zehenstand, Fersenstand,
– Kirschen pflücken: Hände greifen abwechselnd nach oben,
– Koordinationstest: 15 Sek. mit geschlossenen Augen auf
  einem Bein stehen oder
– Scheinboxen: auf der Stelle tänzeln und die Arme locker
  vor dem Körper boxen.

Nutzen Sie alternative Sitzgelegenheiten

Im wahrsten Sinne des Wortes ist Bewegung in die Sitzmöbellandschaft gekommen. Durch die ihm eigene *Dynamik fördert* das Mobiliar *die Bewegung des ganzen Körpers*. Der Bewegungsapparat, der ständig für das Gleichgewicht sorgen muß, erhält so wichtige Entwicklungsreize. Es gibt neben alternativem Sitzmobiliar auch Hilfsmittel, die das Sitzverhalten positiv unterstützen, traditionelle Sitzmöbel ergonomischer gestalten oder einfach als Trainingsgeräte dienen. Benutzen Sie diese Sitzgelegenheiten und Hilfsmittel bewußt immer wieder zwischendurch.

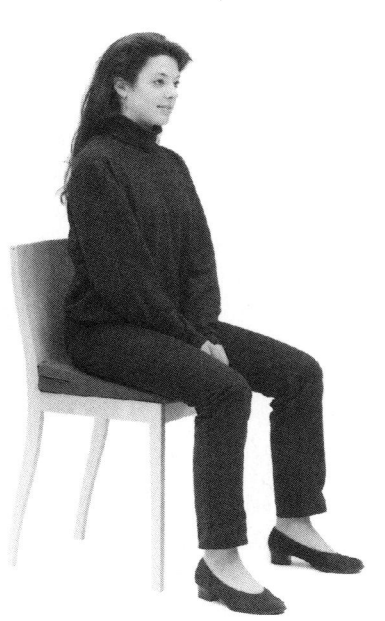

Die schräge Sitzfläche des Sitzkeils unterstützt die Muskulatur bei der Beckenkippung und erleichtert somit die aufrechte Haltung. Der Sitzkeil eignet sich z. B. als Unterlage auf einem harten Holzstuhl oder bei Schreib- und Lesetätigkeiten. Sitzen Sie auf einem Bürostuhl an der Rückenlehne, so legen Sie ihn zur Seite.

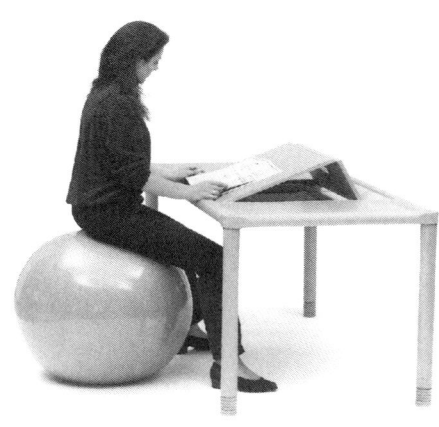

Mit seiner labilen Auflagefläche fördert der Sitzball wie kaum ein anderes Gerät das dynamische Sitzen. Allerdings ist der Ball eher ein Trainingsgerät und kein Sitzmöbel. Die für Sie richtige Ballgröße ermitteln Sie am besten, indem Sie sich auf einen Ball setzen. Die Oberschenkel sollen leicht nach unten abfallen. Ein Richtwert ergibt sich auch, wenn Sie von Ihrer Körpergröße 100 cm abziehen.

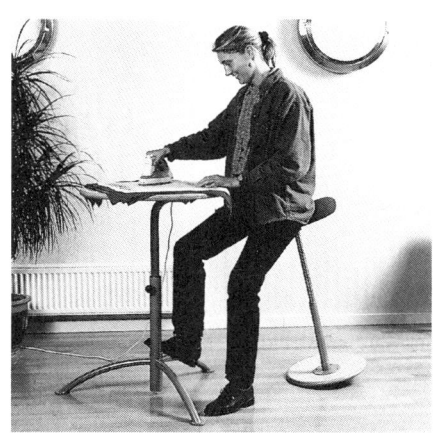

Die labile Auflagefläche des «Move» (Stokke) ermöglicht eine ähnliche Beweglichkeit wie der Sitzball. Durch seine Höhenverstellbarkeit ist er auch eine ideale Stehhilfe, die bei vielen stehenden Tätigkeiten den Körper entlastet.

41

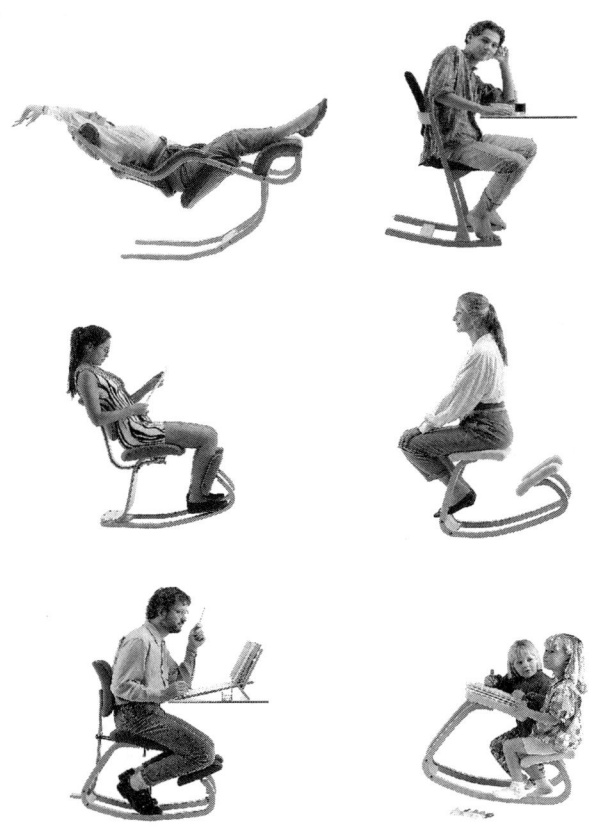

Gestalten Sie Ihre Umgebung ergonomisch

Passen Sie Ihren Arbeitsplatz, aber auch *Ihr häusliches Umfeld Ihren individuellen Körpermaßen an.* Sie werden auch feststellen, wie leicht sich durch eine Veränderung der Verhältnisse das eigene Verhalten verändern läßt. Schon das Umstellen des Telefons auf eine erhöhte Arbeitsplatte wird sich sehr positiv auf Ihr Bewegungsverhalten am Arbeitsplatz auswirken. Ordnen Sie

42

bestimmte Arbeitsmittel (z. B. Drucker, Nachschlagewerke, Ordner) so an, daß Sie während Ihres Arbeitstages häufiger aufstehen und umhergehen müssen. Sie sorgen damit gleichsam von selbst für den dynamischen Wechsel von Stehen, Sitzen und Gehen. Sie werden merken, welche positiven Folgen dieses bewegte Verhalten auch schon kurzfristig haben kann. Sie fühlen sich fit, haben weniger Verspannungen, sind weniger gereizt und wirken entspannter auf Ihre Mitmenschen.

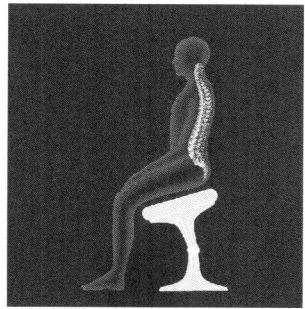

Der «Tendel» (Thomas) bietet durch ein flexibles Gelenk eine labile Sitzunterlage, die sich in jede Richtung bewegen läßt.

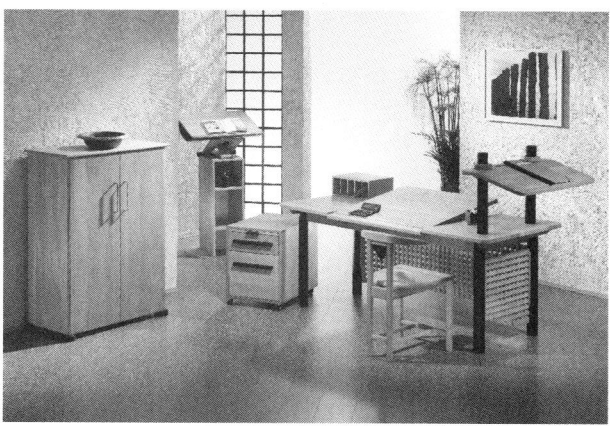

Die Kombination von Schreibtisch und Stehpult ermöglicht einen schnellen Haltungswechsel (arche).

Starten Sie, anstatt zu warten

Sollten Sie jetzt den Vorsatz gefaßt haben, sich im Alltag häufiger bewegen zu wollen, dann fangen Sie am besten gleich damit an. Setzen Sie Ihre guten Vorsätze sofort in die Tat um. Verschieben Sie die Umsetzung nicht auf morgen, oder warten Sie nicht auf bessere Gelegenheiten. Sicher sind Ihnen beim Lesen der genannten Vorschläge Ideen gekommen, welche Möglichkeiten Sie in Ihrem Tagesablauf zur Bewegung nutzen können. Setzen Sie sich Ihre Ziele aber anfangs nicht zu hoch. Der Mensch ist ein Gewohnheitstier, und Verhaltensänderungen brauchen erfahrungsgemäß einige Zeit. Geben Sie also nicht schon gleich bei den ersten Schwierigkeiten Ihre guten Vorsätze auf. Eine gute Strategie, sich den Eingewöhnungsprozeß zu erleichtern, ist es, die Aktivitäten fest in den Tagesablauf einzuplanen oder mit anderen Personen gemeinsam auszuprobieren. Einfache Hilfsmittel können Ihnen als Erinnerung dienen. Ein kleiner roter Klebepunkt oder das Umschlagen einer Seite erinnert Sie z. B. immer an das Aufstehen, bevor Sie den Telefonhörer abheben, ein Massage-Igel auf dem Schreibtisch stimuliert Sie zur Massage Ihres Nackens oder Ihrer Fußsohlen.

Ist es Ihnen gelungen, einen guten Vorsatz in die Tat umzusetzen, haben Sie allen Grund, stolz auf sich zu sein. Eingefahrene Gewohnheiten zu durchbrechen ist gar nicht so einfach. Sie werden nach einiger Zeit vielleicht auch merken, wie Ihnen viele Dinge leichter fallen.

«Der Mensch ist das Maß aller Dinge» – Sitzen am Arbeitsplatz und zu Hause

Sitzergonomie

Die Ergonomie, die «Lehre um den arbeitenden Menschen» (griechisch: ergon = Arbeit, nomos = Regel, Gesetz), untersucht die Beziehungen zwischen dem Menschen und seiner Arbeit, den Arbeitsmitteln und der Umgebung. Ihr Ziel ist die Anpassung der Arbeitsbedingungen an die physiologischen und psychologischen Eigenschaften und Bedürfnisse des Menschen sowie umgekehrt die Anpassung des Menschen an die Arbeit (z. B. durch Ausbildung und Training).
«Wer an falscher Stelle spart, ist ein Verschwender» (Henry Ford II). Von den Gesamtkosten eines Büroarbeitsplatzes beansprucht das Personal etwa 80 Prozent, nur etwa 2 bis 3 Prozent entfallen auf Büromöbel. Gute Arbeitsbedingungen,

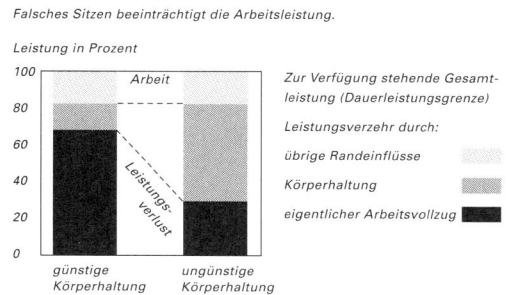

Falsches Sitzen beeinträchtigt die Arbeitsleistung.

Ungünstige Körperhaltung beeinträchtigt die Leistungsfähigkeit.

45

eine optimale Arbeitsorganisation und gesundheitsfördernde Maßnahmen tragen wesentlich zu einer Verbesserung des körperlichen, geistigen und sozialen Wohlbefindens bei – Verbesserungen am Arbeitsplatz zahlen sich aus!

Der Büro- und Bildschirmarbeitsplatz

Bürolandschaft im Wandel

Durch den kontinuierlichen Einzug der Informations- und Kommunikationstechnologie spricht man heute von der dritten industriellen Revolution, dem Übergang von der Industrie- in eine Informationsgesellschaft.

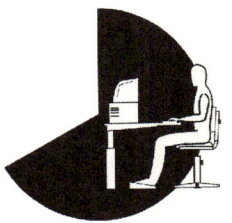

Nach Schätzungen arbeiten im Jahr 2000 etwa zwei Drittel aller Beschäftigten in Büro und Verwaltung an Bildschirmgeräten.

Der Mensch ist zu einem Teil des *komplexen Systems Mensch – Maschine* geworden, das neben positiven Auswirkungen (Leistungsverbesserung und Kostenminimierung) auch negative Effekte zeigt (Verlust an sozialen Kontakten, Arbeitsmonotonie, Einengung von Entscheidungsspielräumen). Gab es im traditionellen Büro eine Vielfalt von Tätigkeiten, erfordert der Bildschirm heute ungeteilte Aufmerksamkeit. Kopfhaltung und Blickrichtung ändern sich selten, die Hände bedienen die Tastatur, Zwangshaltungen in Schultern und Armen sind häufig. Die Bildschirmarbeit stellt ein komplexes Gefüge ver-

schiedener Belastungsfaktoren dar:
– *körperliche Belastung* besonders der Augen und des Stützapparates,
– *psychische Belastung*,
– *kombiniertes Auftreten* der Belastungsfaktoren.

Auswirkungen der Bildschirmarbeit

Die Auswirkungen von Bildschirmarbeit auf die Augen sowie
den Stütz- und Bewegungsapparat sind beträchtlich:
– 60 Prozent der Bildschirmarbeiter klagen über Beschwerden
  am Stütz- und Bewegungsapparat (Rücken, Schulter,
  Nacken),
– 60 Prozent haben regelmäßig Kopfschmerzen,
– 40 Prozent geben Augenbeschwerden an (dabei haben
  Brillenträger häufiger Augenbeschwerden als Nichtbrillen-
  träger),
– bei längerer Bildschirmarbeit (mehr als 2 Stunden) nehmen
  die Beschwerden überproportional zu, und
– Frauen nennen generell mehr Beschwerden als Männer
  (Schwanninger 1989).

Belastungen der Augen	Folgen
– schlechte Bildschirmqualität	– Augenbrennen
– schlechte Beleuchtung	– Augenrötung
– falsche Bildschirmaufstellung	– Augentränen
– ungünstige Informationsdar- stellung	– verschwommenes Sehen
– falsche Sitzhaltung	– Lidflattern
– Schwächen im Sehapparat	– Kopfschmerzen und
– nicht oder unzureichend korrigierte Fehlsichtigkeit	Müdigkeit
– Schwächen mit zunehmen- dem Alter	

Belastungen des Stütz-apparates	Folgen
– ergonomisch schlecht gestalteter Arbeitsplatz – stark einseitige Belastung – Zwangshaltungen – einengender Bewegungs-raum – Verkrampfungen – psychosoziale Belastung	– schmerzhafte Muskulatur – schmerzhafte Sehnen-ansatzstellen – Funktionsstörung der Mus-kulatur – gestörter Bewegungsablauf, Bewegungseinschränkung – Vermeidungshaltung (Sekundärfolgen)

Belastungen der Psyche	Folgen
– fehlende Motivation (Ent-fremdung, Mobbing) – psychische Unter- oder Überforderung – ungünstige Informations-darstellung – soziales Umfeld – ungünstige Körperhaltung	– Müdigkeit – Abgeschlagenheit – Nervosität – Schlaflosigkeit – Kopfschmerzen

Häufige physische und psychische Belastungen der Bildschirmarbeit.

Die erhöhte Belastung der Augen ist im wesentlichen zurück-zuführen auf die ständige Anpassung der Augen an wechseln-de Distanzen (Akkommodation) und Helligkeiten (Adapta-tion), an direkte und indirekte Spiegelungen, Flimmern auf dem Bildschirm, unscharfe Zeichen und mangelhafte Kontra-ste. Bis zu 30 000 Blickwechsel täglich sind bei der Bildschirmarbeit erforderlich. Da die Sehkraft bzw. die Fähigkeit zur Akkommodation ab dem 45. Lebensjahr verstärkt abnimmt, klagen vorwiegend ältere Leute über Ermüdungserscheinungen. Sollten Sie trotz eines optimalen Bildschirmes und guter Beleuchtungsverhältnisse Augenbeschwerden haben, gehören Sie vielleicht zu den 20 bis 30 Prozent der Bevölkerung, bei denen vorhandene Sehfehler nicht oder nur ungenügend auskorrigiert sind. *Lassen Sie sich augenärztlich untersuchen, und teilen Sie dem Augenarzt mit, daß Sie an einem Bildschirmarbeitsplatz tätig sind.* Untersuchungen zeigen, daß auch Personen, die eine gute Sehschärfe besitzen, unterschiedlich auf die Anforderungen am Bildschirmarbeitsplatz reagieren (Jaschinski 1996). Bemühen Sie sich deshalb um eine individuelle Bildschirmeinstellung (s. S. 68).

Verhaltens- und Verhältnisprävention am Bildschirmarbeitsplatz

Das Ziel verhaltens- und verhältnispräventiver Maßnahmen am Büro- und Bildschirmarbeitsplatz ist die Erhaltung und Verbesserung der Leistungsfähigkeit und die Förderung der Arbeitszufriedenheit sowie die Vorbeugung und Vermeidung von Beschwerden und Erkrankungen. Für die Praxis bedeutet das:
– den Bildschirmarbeitsplatz so zu gestalten, daß eine *Gefährdung gar nicht erst entsteht,* beziehungsweise
– am Arbeitsplatz *vorhandene Gefährdungen direkt auszuräumen* (z. B. Austausch eines alten Bildschirms, um die Augenbelastung zu reduzieren), zumindest aber
– *vorhandene Gefährdungen zu reduzieren* (z. B. durch Hilfsmaßnahmen und Arbeitsorganisation), oder schließlich
– *individuelle Schutzmaßnahmen* zu ergreifen (z. B. Körpertraining und Entspannung) sowie
– *verbleibende Risiken regelmäßig zu kontrollieren* (ärztliche Untersuchungen).

Verhaltenspräventive Maßnahmen	Verhältnispräventive Maßnahmen
– Beachtung der *zehn Tips* zum richtigen Sitzen	– Benutzung eines geeigneten und geprüften Bildschirmgerätes
– Überprüfung und Optimierung der Sehbedingungen und des Sehvermögens	– Einsatz einer hand- und fingergerechten Tastatur
– Mischarbeit und Pausen, Unterbrechung der täglichen Bildschirmarbeit durch andere Tätigkeiten	– Benutzung ergonomischer Büromöbel (Bürostuhl, Arbeitstisch, Fußstütze, Stehpult usw.)
– Ausreichende Information und Instruktion zum Verhalten am Arbeitsplatz	– Benutzung von Armauflagen
	– Richtige Einstellung der (ergonomischen) Arbeitsmittel, individuelle Anpassung des Bildschirmarbeitsplatzes
	– Überprüfung der Arbeitsumgebung (Beleuchtung, Klima, Lärm und Luftschadstoffe)
	– Optimierung der Software-Ergonomie

Verhaltens- und verhältnispräventive Maßnahmen in der Übersicht.

Rechtsgrundlagen, Richtlinien und Prüfsiegel

Bildschirm- und Büroarbeitsplätze gesundheitsgerecht zu gestalten, ist das Ziel zahlreicher Vorschriften und Gesetze. Auf europäischer Ebene ist das die *Bildschirm-Richtlinie* (90/270/EWG vom 29. 5. 1990), auf nationaler Ebene die *Bildschirmarbeitsverordnung* (Bildscharb.V vom 4. 12. 96). Neu ist darin die Verpflichtung des Arbeitgebers zur Durchführung von Arbeitsplatzanalysen und zur Unterweisung der Arbeitnehmer über die richtige Einstellung und Benutzung der Arbeitsmittel. Bei den Arbeitsplatzanalysen geht es darum, mögliche Gefährdungen zu ermitteln und abzuschätzen sowie zu beurteilen, ob und welche Maßnahmen zur Ausschaltung festgestellter Gefahren zu treffen sind.

Die Checkliste «So sitzen Sie richtig am Bildschirm» (s. S. 69ff.) hilft Ihnen bei der groben Beurteilung Ihres eigenen Bildschirmarbeitsplatzes. Sollten Sie sich neue Arbeitsmittel (Bürodrehstuhl, Arbeitstisch, Bildschirm etc.) für Ihren Bildschirmarbeitsplatz zulegen wollen, achten Sie zuerst darauf, daß das jeweilige Produkt ein *GS-Zeichen* trägt und den Mindestanforderungen der jeweiligen *DIN-Norm* entspricht. Besondere ergonomische Qualität wird durch das Prüfsiegel «*Ergonomie geprüft*» des *TÜV Rheinland* ausgewiesen. Das *Gütesiegel der AGR* (Aktion Gesunder Rücken e.V.) kennzeichnet besonders rückengerechte Produkte.

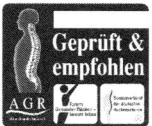

In den nachfolgenden Kapiteln erhalten Sie die wichtigsten Konstruktions- und Einstellungshinweise zum Bürodrehstuhl, zum Arbeitstisch und zum Bildschirm. Entscheidend ist, daß Sie sich mit den Eigenschaften der Arbeitsmittel vertraut machen, um sie überhaupt optimal einsetzen zu können.

»Der Mensch ist das Maß aller Dinge«
(Protagoras von Abdera, ca. 400 v. Chr.)
Menschen sind nicht nur unterschiedlich groß und schwer, sie haben auch unterschiedliche Körperproportionen. Sowohl die kleine leichte Frau als auch der große schwere Mann müssen an ihrem Arbeitsplatz ergonomisch richtig arbeiten können.

Daraus ergibt sich die Forderung, daß an einem optimalen Büro- und Bildschirmarbeitsplatz die einzelnen Arbeitsmittel (z. B. Stuhl, Tisch, Fußstütze, Bildschirm, Tastatur) *individuell einstellbar* sein müssen und den unterschiedlichen Körpermaßen, Arbeitsaufgaben, Bedürfnissen und Vorstellungen des Nutzers angepaßt werden können.

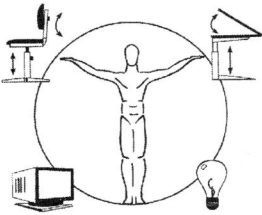

Ergonomie am Bildschirmarbeitsplatz. Die Elemente sollten optimal auf den arbeitenden Menschen abgestimmt sein.

Um ein Gefühl für *Ihre persönlichen Maße* zu erhalten und daran *die Arbeitsmittel anzupassen*, nehmen Sie bitte ein Maßband (Zollstock) und messen folgende Körpermaße:

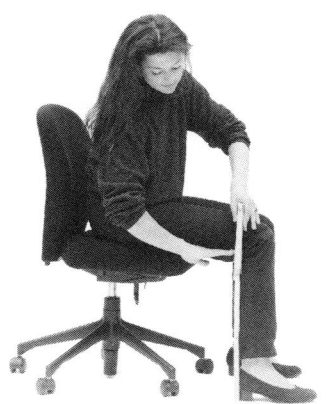

(1) Kniekehlenhöhe (variiert je nach Absatzhöhe):

□ cm

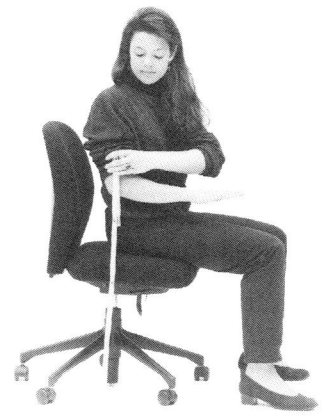

(2) Ellbogenhöhe im
    Sitzen:
    [   ] cm

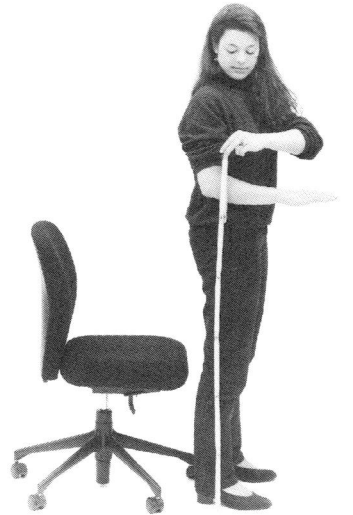

(3) Ellbogenhöhe im
    Stand:
    [   ] cm

Dynamik anstatt Statik

Allgemein ist der Arbeitsplatz so zu konzipieren, daß *wechselnde Tätigkeiten und Körperhaltungen* mit unterschiedlichen psychischen und physischen Belastungen möglich sind. Mit dieser Dynamik trägt man nicht nur dem Bewegungsbedürfnis des Organismus Rechnung, man erzielt über die Aktivierung auch positive Effekte auf den Wachheitsgrad (Vigilanz) und erhält damit eine Verbesserung der Leistungsfähigkeit. Sorgen Sie für genügend *Arbeitspausen,* und wechseln Sie, wenn möglich, zwischen *Bildschirm- und Büroarbeit (Mischarbeit),* zwischen *Aufgaben mit hohen und niedrigen Konzentrationsanforderungen,* zwischen *routinehaften und qualifizierten Aufgaben.*

Der Bürostuhl – Anforderungen und Einstellung

Der Bürostuhl muß ein *entspanntes, dynamisches Sitzen* gewährleisten und darf die *Bewegungsfreiheit nicht einschränken.* Er muß *kippsicher* sein sowie Sicherheit gegen das Versagen von Bauteilen gewährleisten.

Anforderungen an den Bürostuhl (Einstellfunktionen) aus ergonomischer Sicht

– Eine *höhen- und tiefenverstellbare Sitzfläche* zur richtigen Einstellung der Sitzhöhe und zur ungehinderten Abstützung des Rückens bei unterschiedlichen Oberschenkellängen,

– eine *höhenverstellbare Rückenlehne* zur Anpassung an die individuelle Rückenlänge,

– eine *anatomiegerechte Formgebung von Rückenlehne und Sitzfläche* zur großflächigen Druckverteilung und Stützung der Wirbelsäule in ihrer physiologischen Form,

– eine *Rückenlehnenwölbung* (Lendenbausch) zur Abstützung der Wirbelsäule im unteren Bereich (Beckenkamm- und Lendenlordose),

– eine *neigbare, bewegliche Rückenlehne*, die *bis zu den Schulterblättern* reicht und arretierbar ist, zur Abstützung beim dynamischen Sitzen,

– eine *Synchronverstellung* von Rückenlehne und Sitzfläche mit *individueller Rückstellkrafteinstellung* zur Anpassung an die Körperhaltung und zum Ausgleich der Anlehnkraft unterschiedlich schwerer Benutzer,

– die *Restfederung* in der niedrigsten Einstellung zur Abdämpfung des Körpergewichts beim Hinsetzen,

– eine *verstellbare Arm- oder Ellbogenstütze* zur Entlastung des Schultergürtels,

– eine *wasserdampf- und luftdurchlässige Polsterung* zur Vermeidung von Wärme- und Feuchtigkeitsstaus und

– *gut erreichbare Stellteile*, finger- und handgerechte Formgebung sowie niedrige Bedienkräfte.

Einige Drehstuhlmaße
(nach DIN, TÜV
Rheinland).

(1) Sitzhöhe	42–53 cm
(2) Sitztiefe	40–48 cm
(3) Sitzbreite	43–48 cm
(4) Höhe Rückenlehne	mindestens 45 cm
(5) Lendenbausch	23–29 cm
(6) Breite Rückenlehne	mindestens 36 cm
(7) Höhe Armstützen	22–28 cm
(8) Abstützung Beckenkamm	17–23 cm

Dynamisches Sitzen bedeutet immer aktives Sitzen des Benutzers. Eine ausgefeilte Stuhltechnik alleine ist dafür noch lange kein Garant. Jedes noch so variable System wird nur dann genutzt, wenn es anwenderfreundlich gestaltet ist. Bevor Sie sich zum Kauf entschließen, testen Sie den von Ihnen ausgewählten Stuhl für einige Tage.

Günstig wirkt sich aus sitzphysiologischer Sicht ein variabler Sitzflächenneigungswinkel aus. Eine schräg nach vorne abfallende Sitzfläche unterstützt in der vorderen Arbeitshaltung (z. B. beim Schreiben und Lesen) oder beim Nach-vorne-Neigen des Oberkörpers die Körperaufrichtung. Eine nach hinten abfallende Sitzfläche vermeidet in der angelehnten, hinteren Sitzhaltung ein Nach-vorne-Rutschen des Gesäßes und sorgt somit für eine optimale Unterstützung durch die Rückenlehne. Bei einer ungenügenden Synchrontechnik oder falsch angeordneten Systemdrehpunkten können Sie beobachten, daß beim Zurücklehnen entweder die Füße vom Boden abheben oder es Ihnen «das Hemd auszieht». Dadurch verlieren Sie die Stützwirkung des Beckens, oder der Lendenbausch stützt zu weit oben.

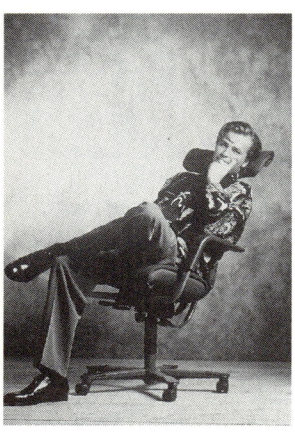

Die Stühle «credo» (HÅGAS) und «Axion» (Vitra, S. 53) unterstützen mit ihrer variablen Sitzfläche ideal das dynamische Sitzen.

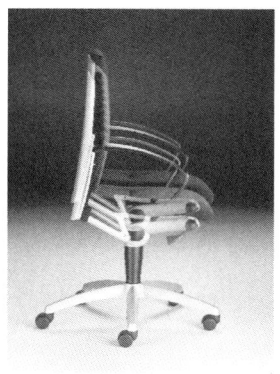
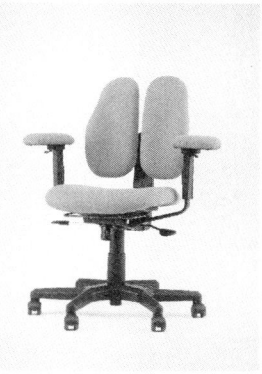

Der Stuhl «Chicago» (Sedus) besitzt ergonomisch genaue Einstellfunktionen und ist unter ökologischen Gesichtspunkten hergestellt.

Eine besondere Rücken-abstützung mit geteilter Rückenlehne bietet der Stuhl «Duo-Back» (Grahl).

So stellen Sie Ihren Bürostuhl richtig ein

1. Stellen Sie die richtige Sitzhöhe ein.
   Der Orientierungswert ist Ihre Kniekehlenhöhe (s. S. 52) – Ihre *Oberschenkel sollen waagrecht oder leicht abfallend liegen.*
2. Stellen Sie die Sitztiefe ein (falls Einstellmöglichkeit vorhanden).
   Wenn Sie mit Ihrem Gesäß nach hinten rutschen, so daß Sie festen Kontakt zur Rückenlehne haben, sollte *ca. 2 Fingerbreit Platz zwischen der Sitzvorderkante und der Knie-kehle bleiben.*
3. Stellen Sie die Armauflagen ein.
   Der Richtwert ist Ihre Ellbogenhöhe im Sitzen (s. S. 53) – die *Ellbogen liegen bei hängenden Schultern locker auf.*
4. Stellen Sie die Höhe der Rückenlehne ein.
   Der *Lendenbausch wird auf die Höhe Ihrer Lendenlordose*

eingestellt, das ist dort, wo Sie eine Hand zur Unterstützung in Ihr Kreuz legen würden.

5. Stellen Sie die Rückstellkraft (Widerstandskraft) der Rückenlehne ein.
Die *Rückenlehne sollte Ihren Rücken in jeder Lage stützen*, Sie weder nach vorne drücken noch Sie zu schnell nach hinten fallen lassen.

Der Arbeitstisch – Eigenschaften und Einstellung

Eine zu niedrige Arbeitshöhe führt meist zur typischen Rundrückenhaltung. Eine zu hohe Arbeitshöhe wird in der Regel durch angehobene Schultern kompensiert, was ungünstige statische Haltearbeit bedeutet und zu schmerzhaften Verspannungen im Schultergürtel führen kann.

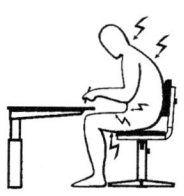 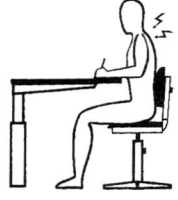

Falsch angepaßte Arbeitsmöbel führen meist zu Verspannungen und Schmerzen.

Tisch zu niedrig   *Tisch zu hoch*

Arbeitstische, die als Flachpult (Tischfläche waagrecht), Schrägpult und Stehpult verwendbar sind, bieten die ideale Lösung. Ansonsten können Sie sich mit einem Pultaufsatz und einem Wandbrett als Stehpult behelfen, um verschiedene Arbeitstische zur Verfügung zu haben.

Eigenschaften des Arbeitstisches aus ergonomischer Sicht

– Eine *ausreichende Größe und Stabilität* mit Raum für eine *bequeme Arbeitshaltung,*
– *Höhenverstellbarkeit,* um die individuelle Anpassung an den Benutzer zu gewährleisten,
– eine Oberfläche, die *frei von störenden Reflexionen und Spiegelungen* ist,
– eine *flexible Anordnung* von Bildschirm, Tastatur, Schriftgut und sonstigen Arbeitsmitteln, *ohne daß diese über die Fläche hinausragen,*
– eine *ausreichende Tischtiefe,* die bei Bildschirmarbeitsplätzen die Sehentfernung (50–90 cm), die Bautiefe der Geräte sowie den Platz für die Handauflage berücksichtigt,
– einen *ausreichenden Beinraum,* so daß keine Unterschränke, Container, Streben o. ä. die Bewegungsfreiheit zur Seite und nach oben einschränken und
– eine *Neigungseinstellung,* um bei Schreib-, Lese- und Zeichenarbeiten eine aufrechtere Haltung zu bewirken.

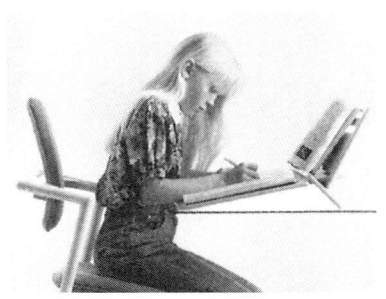

Eine geneigte Arbeitsfläche bewirkt eine aufrechtere Haltung, führt zur Abnahme der Muskelspannungen und geht subjektiv mit einer geringeren Ermüdung einher. Ein Pultaufsatz ist hier eine kostengünstige Alternative (Stokke).

Sie sollten sich an Ihrem Arbeitstisch drehen und wenden können. Über Ihren Oberschenkeln sollten Sie einen Freiraum von einigen Zentimetern haben. Wenn Sie über einen zweiten Unterschrank verfügen, montieren Sie ihn ab, versehen ihn mit Rollen und verwenden ihn außerhalb als Rollcontainer.

So stellen Sie Ihren höhenverstellbaren Arbeitstisch richtig ein

1. Der Ausgangspunkt ist die aufrechte Sitzhaltung im eingestellten Bürodrehstuhl.
   Ihre Füße stehen mit der *ganzen Fußsohle entspannt auf dem Boden*. Ihre *Oberarme hängen locker*, und die *Unterarme sind angewinkelt*.
2. Stellen Sie die Arbeitshöhe des Tisches ein.
   Die *Tischhöhe* soll sich *etwas unter der Ellbogenhöhe im Sitz* (s. S. 53) befinden. Berechnen Sie ggf. auch aufliegende Arbeitsmittel mit ein, die die Arbeitshöhe steigern. Ihre Unterarme und die Hände sollen bequem auf dem waagrechten Tisch liegen. Halten Sie den Kopf locker und entspannt. Ihr Blick ist leicht nach unten abgesenkt (ca. 15 – 30 Grad zur Waagrechten).

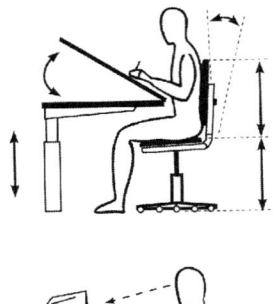

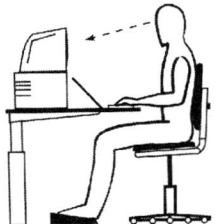

Die richtige Arbeitshöhe ist einige Zentimeter unter Ellbogenhöhe.

So gleichen Sie Ihren nicht höhenverstellbaren Arbeitstisch mit Ihrem Bürostuhl ab

1. Setzen Sie sich auf Ihren Bürostuhl.
   Lassen Sie die *Oberarme locker hängen*, und *winkeln Sie die Unterarme an*.
2. Stellen Sie die Sitzhöhe nach dem Arbeitstisch ein.
   Die *Arbeitshöhe* soll sich *etwas unter Ellbogenhöhe* befinden. Eine kleine Person muß die Sitzhöhe hoch, eine große Person die Sitzhöhe niedrig einstellen.
3. Passen Sie die Sitzhaltung mit Hilfsmaßnahmen an.
   Damit die *Oberschenkel zu den Unterschenkeln* mindestens *einen rechten Winkel* bilden, bieten sich zur Anpassung für kleine Personen *Fußstützen* oder das *Absenken des Tisches* (z. B. Tischbeine absägen), für große Personen entsprechende *Fußpaßstücke zur Erhöhung des Tisches* als Hilfen an.

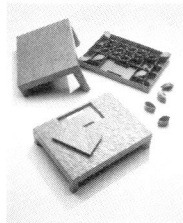

Die Füße sollten ganz auf der Fußstütze Platz haben. Da sie nur eine begrenzte Auflagefläche bieten, sollten Fußstützen nur als Notlösung eingesetzt werden. Fußstützen haben daneben noch einen Entlastungseffekt für die Fußgelenke beim Tragen höherer Absätze («Dr. Oola», Vitra).

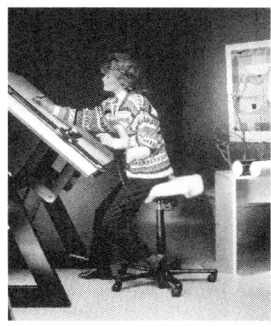

Vorderlehnstühle entlasten bei häufig vorgeneigter Arbeit die Rückenmuskulatur von anstrengender Haltearbeit («Capisco», HÅGAS).

61

Auch die beschriebene aufrechte Haltung ist keine Dauerhaltung. Besonders zum Lesen und Schreiben an waagrechten Arbeitsplatten macht es durchaus Sinn, sich auf den vorderen Teil des Stuhles und ggf. etwas höher zu setzen. Der Vorteil liegt in einer besseren Beckenbeweglichkeit. Sie können dadurch den geraden Oberkörper leichter nach vorne neigen, um sich mit den Armen am Tisch abzustützen.

Der Steharbeitsplatz – die Alternative

Ein Steharbeitsplatz ist die abwechslungsreiche Alternative zum gewohnten Arbeiten im Sitzen. Außerdem bieten sich Stehhilfen oder Stehsitze an, die die Wirbelsäule beim stehenden Arbeiten entlasten. Stellen Sie einen Fuß zwischendurch

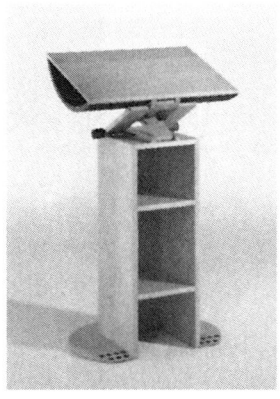

erhöht ab, z. B. auf einer Fußstütze, um den Körper in seiner aktiven Haltung zu unterstützen. Der Steharbeitsplatz läßt sich in mehreren Varianten realisieren.

Das Stehpult ist die klassische Alternative zum Arbeiten im Sitzen – seine Tradition reicht bis in die Goethezeit zurück. Ist im Arbeitsbereich genügend Platz vorhanden, bietet das Stehpult eine schöne, wohnliche und gleichzeitig sehr elegante Lösung.

Stehpult aus Massivholz (arche).

Ein *höhenverstellbarer Schreibtisch* läßt sich vom Nutzer sehr einfach in die gewünschte Arbeitshöhe bringen. Moderne Technik erspart mühsames Kurbeln und somit Zeitaufwand, was eine regelmäßige Nutzung im Alltag fördert.

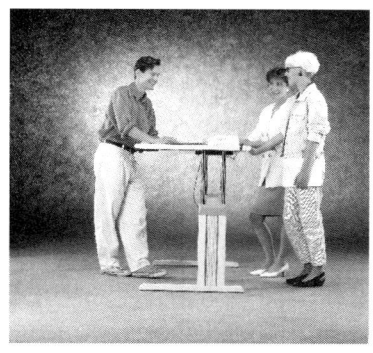

Einfach höhenverstellbarer
Arbeitstisch (Leuwico).

Der fest installierte Steharbeitsplatz direkt neben dem Schreibtisch ermöglicht einen schnellen Wechsel vom Sitzen zum Stehen.

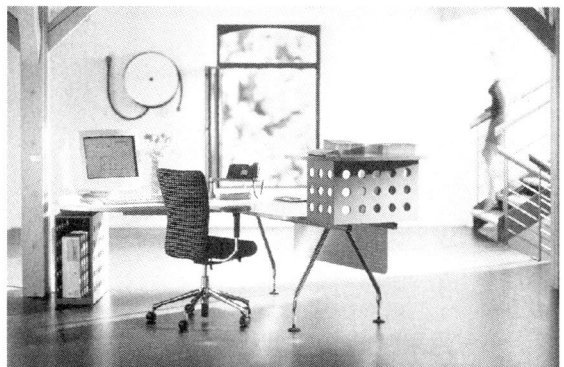

«Ad Hoc Office System» mit «T-Chair» (Vitra).

Ein Tischaufsatz läßt sich ohne zusätzlichen Platzbedarf auf jedem Schreibtisch installieren. Die zusätzliche Arbeitsfläche ist in Neigung und Position der entsprechenden Arbeitssituation anpaßbar.

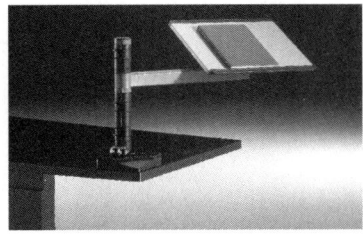

«Stehplus» als innovativer Steharbeitsplatz (officeplus).

So stellen Sie Ihren Steharbeitstisch richtig ein

1. Der Ausgangspunkt ist das aufrechte Stehen.
   Ihre Füße stehen mit der ganzen Fußsohle entspannt auf
   dem Boden. Ihre Oberarme hängen locker, und die Unterarme sind angewinkelt.
2. Stellen Sie die Arbeitshöhe des Tisches ein.
   Die Arbeitshöhe liegt etwas unter Ellbogenhöhe.

Der Bildschirmarbeitsplatz – Anforderungen und Anordnung

Störende Einflüsse aus der *Arbeitsumgebung* können sich nega-
tiv auf die Haltung auswirken. Deswegen sollten Sie auf die
Anordnung Ihres Arbeitsplatzes sehr viel Wert legen. Vermei-
den Sie allgemein störende Blendungen, Reflexe und Spiege-
lungen durch eine richtige Anordnung der Arbeitsmittel.
Sorgen Sie für eine gleichmäßige Beleuchtung im ganzen
Raum (am besten Tageslicht) mit ausreichendem Kontrast
zwischen Bildschirm und Umgebung. Verhindern Sie hohe
Lärmbelästigung, indem Sie laute Geräte (z. B. Nadeldrucker,
Faxgerät, Kopierer) in einem anderen Raum unterbringen, mit
Schallschutzhauben versehen oder austauschen. Vermeiden
Sie Kälte, Hitze (Wärmeabstrahlung der Geräte), Zugluft, und
sorgen Sie für ausreichende Luftfeuchtigkeit. Lüften Sie
regelmäßig, und verwenden Sie Zimmerpflanzen.

Anforderungen an den Bildschirm aus ergonomischer Sicht	Anforderungen an die Tastatur aus ergonomischer Sicht
– Gütesiegel (GS) für geprüfte Sicherheit – flimmerfrei, mindestens 72 Hertz, besser mehr als 90 Hertz – frei von Reflexionen und Spiegelungen – dreh- und neigbar – hellmattes Gehäuse – Helligkeit und Kontrast einfach einstellbar – Positivdarstellung	– Gütesiegel (GS) für geprüfte Sicherheit – flexibel aufstellbar (vom Bildschirm getrennt) – neigbar – Beschriftung gut lesbar – Höhe max. 3 cm (in C-Reihe) – ergonomische Tastatur (Fingerform, Auslöse-charakteristik und -kraft)

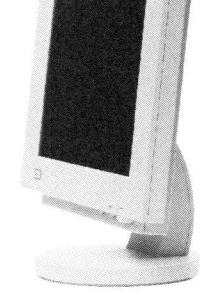

Die neuen TFT-LCD-Flachbildschirme bieten viele ergonomische Vorteile, u. a. geringe Tiefe (maximal 20 cm), sehr gute Entspiegelung, außergewöhnliche Bildqualität, leichte Einstellbarkeit und Positionierbarkeit sowie geringe Wärmeabstrahlung (Siemens Nixdorf).

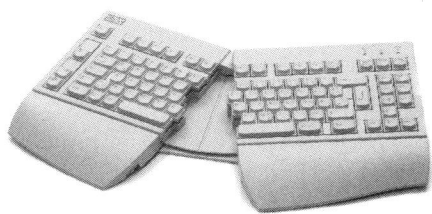

Ergonomische Tastaturen ermöglichen ein Schreiben in natürlicher Handhaltung (Siemens Nixdorf).

So ordnen Sie Ihren Bildschirmarbeitsplatz ergonomisch an

1. Achten Sie auf die Tageslichtverhältnisse.
   Stellen Sie den Bildschirm so auf, daß er *möglichst fensterfern* steht und Sie eine *Blickrichtung parallel zur Fensterfront* haben. Vor und hinter dem Bildschirm dürfen keine Fenster sein. Störenden Beleuchtungseinflüssen können Sie durch geeignete Maßnahmen, z. B. Lamellenstores, Jalousien oder Vorhänge, entgegenwirken.

2. Beachten Sie auch die künstlichen Lichtquellen.
   Ordnen Sie den Bildschirm so an, daß Ihre *Blickrichtung parallel zur Deckenanordnung der Leuchten* verläuft. Der Bildschirm sollte nicht direkt unter den Leuchten, sondern seitlich versetzt stehen, um Blendung zu vermeiden.

3. Stellen Sie die Arbeitshöhe ein.
   Die *mittlere Buchstabenreihe der Tastatur* liegt etwa *in Ellbogenhöhe*.

4. Sorgen Sie für genügend Freiraum vor der Tastatur.
   Zwischen Tischkante und Tastatur bleiben zur Handauflage *etwa 5 bis 10 cm Platz*. Achten Sie auf eine lockere Handhaltung.

5. Stellen Sie Arbeitsmittel (Vorlagenhalter, Eingabemittel, Bildschirm) möglichst in *einheitlichen Sehabständen* auf. Halten Sie Sehabstände von ca. 50 cm (ggf. auch bei 90 cm) ein. Der Vorlagenhalter sollte frei aufstellbar, verstellbar in Höhe und Neigung sowie ausreichend groß und standsicher sein.

6. Ermitteln Sie Ihre persönlich angenehmste Bildschirmposition (vgl. IfADo 1997).
   Dazu *verändern Sie an fünf aufeinanderfolgenden Tagen die Bildschirmposition* in der auf S. 68 beschriebenen Weise. Die jeweiligen *Erfahrungen helfen Ihnen, die optimale Anordnung zu finden*. Sie erfahren, wie Ihre Augen auf die jeweiligen Positionen reagieren. Sitzen Sie aufrecht, und schauen

Sie möglichst waagrecht auf die Bildschirmfläche. Die Zeichen sollten sich aus dem jeweiligen Abstand gut lesen lassen.

7. Stellen Sie den Monitor ein. Regeln Sie Helligkeit und Kontrast so, daß Sie die auf dem Bildschirm dargestellten Zeichen scharf und deutlich lesen können (z. B. mühelos das «S» von der «5» unterscheiden können). Günstig ist eine schwarze Schrift auf hellem Untergrund (Positivdarstellung). Verwenden Sie nicht zu viele Farben. Blicken Sie zur Probe am Bildschirm vorbei – wenn Sie ein Flimmern bemerken, überprüfen Sie, ob der Bildschirm richtig eingestellt ist oder ob Monitor und Grafikkarte zusammenpassen.

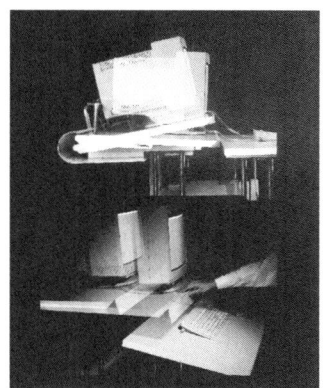

Vielfältige Verstellmöglichkeiten ermöglichen eine optimale Anpassung an den Menschen (Leuwico).

So ermitteln Sie die angenehmste Bildschirmposition

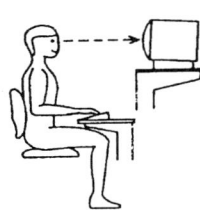 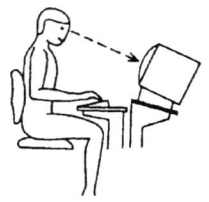

1. Tag: *Bildschirm hoch und nah*
Bildschirm steht auf geeigneter
Unterlage in Augenhöhe, so daß
Sie gerade nach vorne schauen.
Die oberste Bildschirmzeile
sollte nicht über Augenhöhe
liegen. Der Abstand vom Auge
zur Bildschirmoberfläche beträgt
50 cm.

2. Tag: *Bildschirm tief und nah*
Der Bildschirm steht, so tief es
eben geht (z. B. Fuß abschrau-
ben), und vorne leicht erhöht.
Der Abstand vom Auge zur
Bildschirmoberfläche beträgt
50 cm.

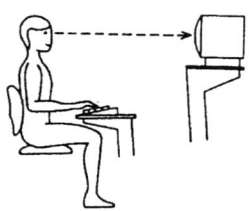 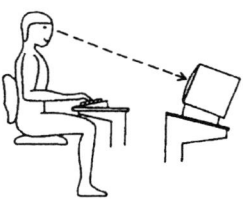

3. Tag: *Bildschirm hoch und weit*
Der Bildschirm steht in Augenhöhe und in etwa 90 cm Entfernung (z. B. auf Beistelltisch
hinter Schreibtisch).

4. Tag: *Bildschirm tief und weit*
Der Bildschirm steht wieder tief
in etwa 90 cm Entfernung.

5. Tag: *Bildschirm in angenehmster Position*
Nachdem Sie die Vor- und Nachteile dieser 4 Positionen kennen-
gelernt haben, stellen Sie nun den Bildschirm so auf, wie Sie es
individuell am angenehmsten finden.

Psychische Belastungen

Außerdem können sich *psychische Belastungen* negativ auf das körperliche Befinden am Arbeitsplatz auswirken, z. B. Monotonie, Zeitdruck oder mangelnde Software-Ergonomie (z. B. erzwungene umständliche Handlungsabläufe). Besonders die Software muß der auszuführenden Tätigkeit angepaßt und benutzerfreundlich sowie für den Kenntnis- und Erfahrungsstand des Benutzers geeignet sein. Die Systeme müssen Angaben über die jeweiligen Abläufe bieten und eine entsprechende Beeinflussung erlauben. Mangelhafte Software, die z. B. zu häufigen Bedienfehlern oder hohem Zeitaufwand führt, sollte verbessert oder ausgetauscht werden. Eine entsprechende Schulung verspricht die effiziente Nutzung der Software.

Checkliste: «So sitzen Sie richtig am Bildschirm»

Testen Sie Ihren Arbeitsplatz!
Überprüfen Sie die einzelnen Punkte. Stellen Sie an einem Punkt ein Defizit fest, so gleichen Sie es bitte aus.

1. Funktionieren alle Arbeitsmittel? □ ja □ nein
   Falls nein, Arbeitsmittel reparieren
   lassen.

2. Erlaubt Ihr Stuhl genügend Bewegung? □ ja □ nein
   Falls nein, Stuhl überprüfen,
   ggf. neu anschaffen
   (s. S. 54).

3. Füße stehen ganz auf dem Boden.
   Bilden Ober- und Unterschenkel
   mindestens einen rechten Winkel? □ ja □ nein
   Falls nein, Sitzhöhe richtig einstellen
   (s. S. 57).

---

4. Oberarme hängen locker herab,
   und Hände liegen auf der Tastatur.
   Bilden Unter- und Oberarme
   mindestens einen rechten Winkel?   □ ja   □ nein
   Falls nein, Arbeitshöhe einstellen
   (s. S. 59).
   Ist der Arbeitstisch nicht
   höheneinstellbar, so sind bei geringer
   Körpergröße ggf. Fußstützen,
   bei großer Körpergröße Fußpaßstücke
   zu benutzen.

5. Haben Sie Platz, vor der Tastatur
   die Hände aufzulegen?   □ ja   □ nein
   Falls nein, Tastatur entfernen (s. S. 66).

6. Messen Sie die Abstände
   Auge – Bildschirm   [_____] cm
   Auge – Tastatur   [_____] cm
   Auge – Vorlagenhalter   [_____] cm
   Liegen die gemessenen Werte
   zwischen 50 cm und 90 cm?   □ ja   □ nein
   Falls nein, Sehabstand einstellen
   (s. S. 66).

7. Blicken Sie parallel zum Fenster,
   wenn Sie auf den Bildschirm
   schauen?   □ ja   □ nein
   Falls nein, Bildschirmanordnung
   korrigieren (s. S. 66).

8. Steht der Bildschirm komplett
   auf dem Tisch?   □ ja   □ nein
   Falls nein, tiefere Tische oder
   ggf. Beistelltisch verwenden.

9. Liegt die oberste Bildschirmzeile
bei aufrechter Körperhaltung
etwa in Augenhöhe?   □ ja   □ nein
Falls nein, Höhe des Bildschirms
einstellen (s. S. 66).

10. Ist der Bildschirm frei von Reflexionen,
Spiegelungen oder Blendungen?   □ ja   □ nein
Falls nein, Bildschirmanordnung
korrigieren (s. S. 66).

11. Ist der Bildschirm flimmerfrei?
Blicken Sie zehn Zentimeter neben
den Bildschirm und beobachten ihn,
ohne die Augen zu bewegen!   □ ja   □ nein
Falls nein, stellen Sie Helligkeit und
Kontrast ein, oder ändern Sie ggf.
Bildschirm, Grafikkarte oder Software
(s. S. 66).

12. Sind Ihre Augen belastet
(z. B. häufiges Zusammenkneifen,
müde und gerötete Augen,
Augenflimmern, etc.) ?   □ ja   □ nein
Falls nein, überprüfen Sie Sitzposition,
Aufstellposition des Bildschirms, und lassen
Sie Ihre Augen untersuchen (s. S. 57, 66).

Arbeitsplatz Auto

Das Auto, für viele schon das «zweite Zuhause», stellt einen wichtigen Arbeitsplatz dar. 20 Prozent aller Autofahrer legen über 20 000 km im Jahr in ihrem PKW zurück – Tendenz steigend. Die meisten Autofahrer klagen, vor allem bei Langstrecken, über Rückenschmerzen. Kein Wunder, denn der Fahrzeuginnenraum und die Seriensitze werden den individuellen Anforderungen der Nutzer oft nicht gerecht und setzen dem dynamischen Sitzen Grenzen.

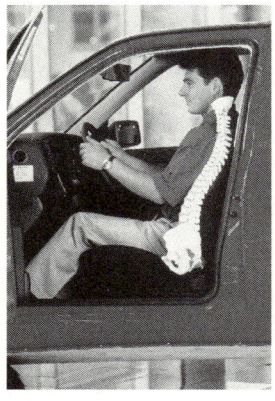 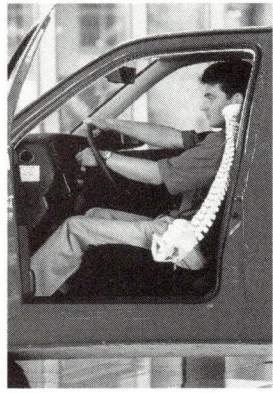

Gute Sitzposition im Auto. Ein wesentlicher Beitrag zu mehr Verkehrssicherheit.

So sollten Sie nicht in Ihrem Fahrzeug sitzen. Ihre Muskeln und Bandscheiben verzeihen Ihnen das auf Dauer nicht.

Der Autositz – Anforderungen und Einstellung

Um hinter dem Steuer in angelehnter passiver Haltung auch physiologisch richtig sitzen zu können, muß der Autositz über zahlreiche individuelle Einstellmöglichkeiten verfügen.

Anforderungen an den Autositz aus ergonomischer Sicht

- Eine *hohe Rückenlehne* zur Abstützung bis in den Schulterbereich,
- eine *wirbelsäulengerechte Form der Rückenlehne*, Ausschäumung zur Unterstützung der physiologischen Wirbelsäulenform,
- die *großflächige Abstützung des gesamten Lendenwirbelsäulenbereichs* zur richtigen Positionierung von Becken und Lendenwirbelsäule,
- die *Seitenführung an Lehne und Sitzfläche* zur guten Fixierung des Körpers im Sitz,
- die *Sitzflächenverlängerung* zur korrekten Auflage der Oberschenkel,
- eine *Sitzhöheneinstellung* für ein optimales Sichtfeld,
- eine *Sitzflächenneigungseinstellung* zur korrekten Unterstützung der Oberschenkel und Sitzdruckverteilung und
- eine *Sitzklimatisierung und Heizung* zur Vermeidung von feuchter Kleidung durch Schweiß und zur Verbesserung des allgemeinen Wohlbefindens.

Für Vielfahrer ist die Anschaffung eines auf die persönlichen anatomischen Verhältnisse anpaßbaren Autositzes überlegenswert. Lassen Sie sich vom Fachhandel beraten, und testen Sie die Autositze ausgiebig.

Individuell einstellbarer
Autositz «Ergomed» (Recaro).

73

So stellen Sie Ihren Autositz richtig ein

1. Stellen Sie den Sitzabstand ein.
   Setzen Sie sich *ganz an die Rückenlehne,* und
   stellen Sie den Sitzabstand so ein, daß die
   Beine bei durchgetretener Pedale leicht
   angewinkelt sind.

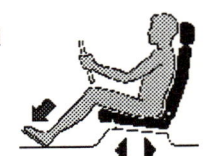

2. Stellen Sie die Rückenlehnenneigung ein.
   Legen Sie Ihre *Schultern an die Rückenlehne,*
   und stellen Sie die Rückenlehnenneigung
   so ein, daß das Lenkrad mit leicht angewinkelten Armen gut erreicht wird. Beim
   Drehen des Lenkrads bleibt der Schulter-
   kontakt erhalten.

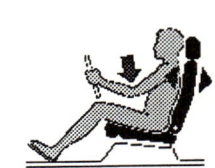

3. Stellen Sie die Sitzhöhe ein (wenn vorhanden).
   Stellen Sie die *Sitzhöhe so hoch wie möglich*
   ein, um ein freies Sichtfeld zu gewährleisten.

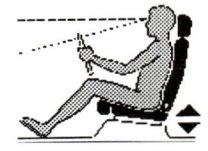

4. Stellen Sie die Sitzflächenneigung ein
   (wenn vorhanden).
   Richten Sie die Sitzflächenneigung so aus,
   daß die *Oberschenkel leicht aufliegen* und Sie
   die *Pedale leicht durchtreten* werden können.

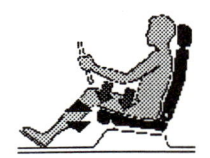

5. Stellen Sie die Sitzflächenverlängerung ein
   (wenn vorhanden).
   Lassen Sie *zwei bis drei Finger Freiraum
   zwischen* der *Sitzkante und* Ihrer *Kniekehle.*

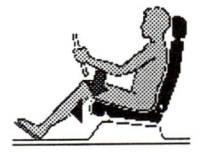

6. Stellen Sie die Lordosestütze ein (wenn vorhanden).
Die Lordosestütze soll Sie in Ihrer *Lendenwirbelsäule stützen*, und zwar dort, wo Sie selbst eine Hand zur Unterstützung in Ihr Kreuz legen würden.

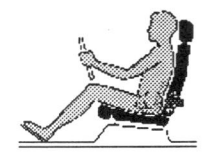

7. Orientieren Sie sich an den Seitenführungen.
Die Seitenführungen des Sitzes unterstützen die aufrechte Haltung bei Kurvenfahrten. Der *Oberkörper soll zwischen ihnen liegen*, allerdings *ohne Beengung*.

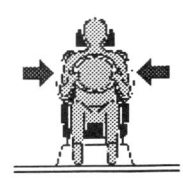

8. Stellen Sie die Kopfstütze ein.
Die Kopfstützenoberkante steht mit ca. *2 cm Abstand zum Kopf auf Höhe der oberen Kopfkante*.

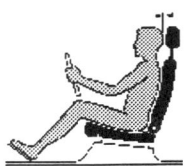

Schule und Kindergarten

Das Kind ist kein Miniaturerwachsener und seine Mentalität ist nicht nur quantitativ, sondern auch qualitativ von der eines Erwachsenen verschieden, so daß ein Kind nicht nur kleiner, sondern auch anders ist.

Die Ergebnisse von Sitzprotokollen ergaben, daß die Tendenz zu langen Sitzzeiten mit zunehmendem Alter steigt: sechs- bis achtjährige Kinder sitzen ca. 7,5 Stunden, während acht- bis zehnjährige schon knapp 10 Stunden sitzen. Paradoxerweise trifft der «Sitzzwang» die Kinder zu einem Zeitpunkt, wo für eine gesunde Entwicklung des gesamten Organismus Bewegung enorm wichtig ist. Spiele und Bewegung sind unersetzbare Bestandteile der kindlichen Entwicklung.

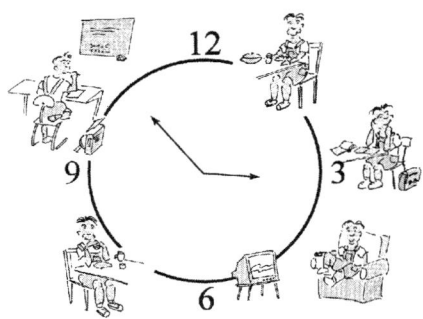

Tagesablauf eines Schulkindes.

Soviel Ergonomie wie nötig – soviel Bewegung wie möglich
Eine Ursache für die schlechte Sitzhaltung der Kinder in der Schule stellen wenig geeignete Stühle und Tische sowie deren mangelhafte individuelle Anpassungsmöglichkeit dar. Wird über das Thema Sitzen diskutiert, gilt deshalb das Interesse in erster Linie dem Mobiliar. Vergessen wird dabei oft, daß Maßnahmen, die primär am Verhalten ansetzen, genauso wichtig sind.

Ansatzpunkte zur *Förderung eines gesundheitsorientierten Verhaltens* sind u. a.:
– Die allgemeine *Schulung der Körperbewußtheit* der Kinder und Jugendlichen durch Körperwahrnehmungs-, Bewegungs- und Entspannungsübungen. Sie ermöglichen dem Kind die Entdeckung des eigenen Körpers, aber auch die Wahrnehmung der räumlichen und gegenständlichen

Umwelt sowie grundlegende soziale Erfahrung im Spiel und Gespräch mit anderen Kindern.

– *Bewegung als Lern- und Lebensprinzip* (bewegtes Lernen, bewegte Pause). Der Tagesablauf im Kindergarten, in der Schule und in der Familie ist den Bewegungsbedürfnissen der Kinder anzupassen. So sind im Kindergarten den Kindern schon vor oder während des Freispiels Möglichkeiten einzuräumen, aufgestaute Bewegungsbedürfnisse abzubauen. Bewegungs- und Entspannungspausen im Unterricht sind keine verlorene Unterrichtszeit, sondern ermöglichen die Regeneration, unterstützen das natürliche Bewegungsbedürfnis und motivieren zur weiteren Mitarbeit.

– *Die Förderung alternativer Sitz- und Arbeitshaltungen* (z. B. Sitzen oder Liegen auf dem Boden, Wechsel von Sitzen, Stehen und Gehen).

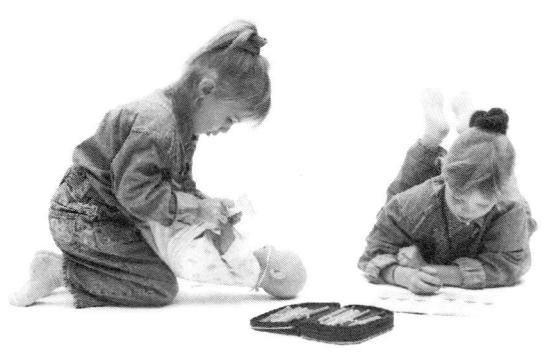

Spiel- und Arbeitshaltungen am Boden.

– Vielfältige *motivierende Bewegungsangebote* in und außerhalb der Schule oder des Kindergartens.

– *Information und Schulung von Eltern, Erziehern, Fach- und Sportlehrern* nach dem Motto «Eltern, Erzieher und Lehrer als Vorbild» sowie die Einbeziehung einer situationsorientierten, ganzheitlichen und kindgerechten Bewegungserziehung in das pädagogische Konzept von Kindergarten und Schule.

Maßnahmen zur *Verbesserung der Verhältnisse* in Kindergärten und Schulen sind z. B.:

– *Die Benutzung alternativer Arbeitsräume* (z. B. Flur, Eingangsbereich, Abstellräume, Mehrzweckräume, Außengelände). Dadurch erhalten die Kinder einen größeren Aktionsradius, in dem sowohl Bewegung als auch Rückzug möglich ist, ohne einander zu stören.

– Die *Einrichtung eines bewegungsreichen Gruppenraums* oder einer ständigen «Bewegungsecke» mit Materialien wie Matratzen, Gummihüpftieren, Softbällen, Schaukelpferden, Minitramps, Leitern und Treppen.

– Eine *funktionelle Raumgestaltung*, z. B. durch die Einrichtung verschiedener Arbeitsecken im (Schul-)Zimmer, von Steh-, Sitz- und Liegearbeitsplätzen und die Vermeidung von Sitzanordnungen, die ein permanentes Kopfdrehen erfordern (z. B. U-Form).

– Die *Optimierung des vorhandenen Mobiliars* durch richtige Verwendung der vorhandenen Gestühl- und Tischgrößen und durch den Einsatz von Hilfsmitteln wie Sitzkeilen und Pultaufsätzen.

– Die Einrichtung der (Klassen-)Zimmer mit *ergonomischen Möbeln*.

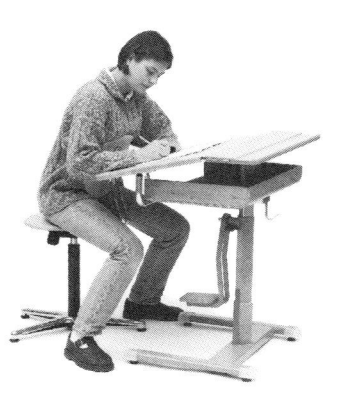
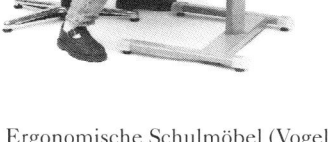
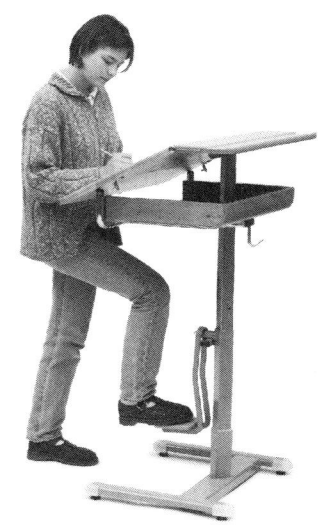

Ergonomische Schulmöbel (Vogel).

– Eine zusätzliche Verwendung *ergänzender Sitzmöbel,* wie z. B. Sitzbälle.
– Eine kreative und *motivierende Außengelände- und Pausenhofgestaltung,* z. B. in einem zusätzlichen Bereich eine Bewegungslandschaft, in der die Kinder vielfältige Bewegungs-, Körper- und Sinneserfahrungen machen. Als Materialien eignen sich: Reckstangen, Klettertaue, Kletterhäuser, Kletterbäume, Baumstämme zum Balancieren, Schwebebalken, Höhlen, Krabbelröhren, Autoreifen, Stelzen, Tretautos, Hüpfbälle, Dreiräder, Roller, Bälle aller Größen, Fußballtore, Basketball- und Korbballständer, Rutschbahnen und Spielfallschirme.

Schon die praktische Durchführung der oben genannten Maßnahmen wäre vielerorts ein Erfolg. Allerdings sollten nicht bloß partielle und isolierte Ansätze wie z. B. 3 Stunden Sportunterricht (als Ausgleich zum kopflastigen Lernen), Bälle anstelle von Stühlen (als Wechsel der Monotonie im Unterricht), 3-Minuten-Haltungsgymnastik (gegen die Statik des Sitzens) oder der Ersatz alter Stühle und Tische (zur Beruhigung des Gewissens) die langfristigen Ziele sein. Die Integration der Bewegung in den Bildungsprozeß und ins Alltagsverhalten (Schule, Freizeit und Elternhaus) ist nur durch eine Vielzahl ineinander verzahnter Maßnahmen möglich. Nur so läßt sich eine harmonische Entwicklung, verstanden als ein Gleichgewicht der lebenswichtigen geistigen, seelischen und körperlichen Kräfte, gewährleisten (vgl. Illi 1993).

Zu Hause

«Statt tausend Sitzpositionen haben wir tausend verschiedene Sesselformen» (B. Rudolfsky, zit. nach Milz 1992, 83).
Die internationale Möbelmesse in Köln zeigt am deutlichsten, welche unüberschaubare Fülle an Stühlen, Sesseln, Sofas und sonstigen Sitzgelegenheiten es gibt. Der Phantasie der Designer sind hier keine Grenzen gesetzt. Es zeigt sich aber auch, daß es *das* Sitzmöbel, welches allen Bedürfnissen und Erfordernissen des Alltags gerecht wird, nicht gibt. Je nach Verwendungszweck kommen unterschiedliche Sitzgelegenheiten zum Einsatz.
Das Bedürfnis nach Entspannung und bequemem Sitzen zum Lesen, Musikhören, Fernsehen und zur Geselligkeit führte zur Konstruktion von Sesseln, Sofas und Schaukelstühlen. Eine zu weich gepolsterte Ausführung bringt es mit sich, daß

der Mensch mehr *im* Stuhl sitzt als *auf* dem Stuhl. Wie festge-
nagelt sitzen wir vor dem Fernseher, und das einzige, was sich
bewegt, sind die Bilder auf dem Bildschirm. Muß Wohnen im
Erstarren enden? Warum nicht auch auf dem Sofa häufiger die
Sitzposition verändern? Dabei sind kleine Kissen hilfreich, die
immer dort hingeschoben werden, wo der Körper gerade Unterstützung braucht. Oder der Wechsel zwischendurch auf eine
andere Sitzgelegenheit, z. B. den Gymnastikball. Werbepau-
sen bieten sich geradewegs dazu an, aufzustehen, sich zu
strecken, umherzugehen und eine gymnastische Übung zum
Ausgleich zu machen.
Erfahrungsgemäß wird im Wohnmöbelbereich wenig Wert auf
Ergonomie gelegt. Allgemein lassen sich an Wohnmöbel ähnliche Anforderungen wie an Büromöbel stellen. Ein Entspan-
nungssessel z. B. sollte den Körper an allen wichtigen Punkten
unterstützen.

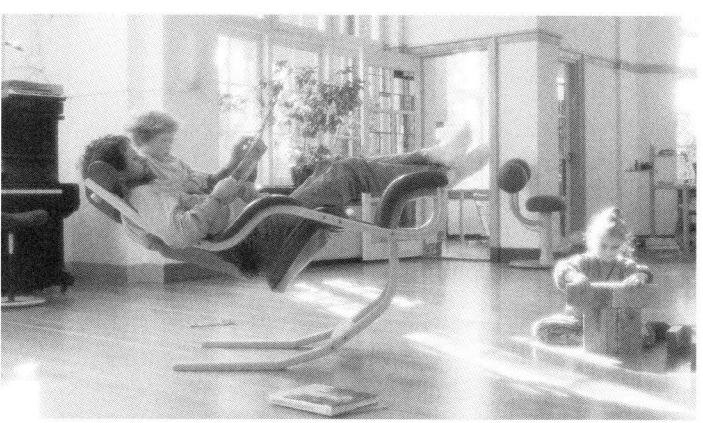

Entspannungsstuhl «Gravity». Das Interesse an alternativen Sitzmöbeln
steigt. Ein Vorreiter war die norwegische Firma Stokke.

Anforderungen an Wohnmöbel aus ergonomischer Sicht

– Eine *Kopf- und Nackenstütze, höhenverstellbar,* zur Unterstützung der Halslordose,
– die *Rückenlehne schulterblatthoch, Unterstützung von Lendenlordose und Beckenkamm,* nach hinten *neigbar,*
– die *Sitzfläche rückwärts geneigt, rutschfest,* mit guter Polsterung,
– eine *Fuß-, Unterschenkelstütze,* frei stehend oder fixiert.

Auch im Haushalt dynamisch

Mütter oder Väter kleiner Kinder, die alleine den Haushalt versorgen, kommen selten zum Sitzen. Ihnen dient das Hinsetzen zwischendurch zur Entlastung und zur Regeneration. Um beispielsweise in der Küche einen Haltungswechsel zu ermöglichen, sollte ein Arbeitsplatz mit Sitzgelegenheit eingeplant werden. Das kann in Form einer ausziehbaren Platte im Unterschrank, eines zusätzlichen Tisches (evtl. Eßtisch) oder gar eines hydraulisch verstellbaren Vorbereitungstisches sein. Die Zubereitung der Mahlzeiten, z. B. das Schälen von Gemüse oder das Schneiden von Fleisch, kann somit auch im Sitzen erfolgen. Tätigkeiten wie das Bügeln werden mit einer Stehhilfe erleichtert.

Ein höhenverstelbares Stehpult läßt sich zu Vorbereitungen im Stehen und Sitzen nutzen (Stokke).

Stühle für die Kinder

Stühle, die mitwachsen, ermöglichen es Kleinkindern, in gesunder Körperhaltung mit am Eßtisch zu sitzen. Gut durchdacht ist hier der Kinderstuhl «Tripp-Trapp» (Stokke, siehe Abb.), den Peter Opsvik 1972 entwickelte. Innerhalb der letzten 24 Jahre wurde an dem Stuhl nichts geändert. Skandinavische Kinder gebrauchen die Bezeichnung «Tripp-Trapp» mittlerweile synonym für das Wort «Stuhl».

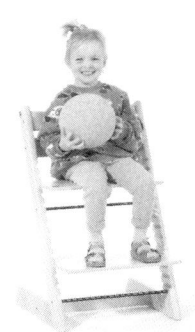

Auch Schulkinder haben zu Hause ein Anrecht auf ergonomisch konzipiertes Mobiliar, das sich auf die jeweiligen Bedürfnisse einstellen läßt. Achten Sie als Eltern darauf, den Bewegungsraum Ihrer Kinder nicht durch unnötige Stützen, Kissen oder Schubladen einzuschränken.

Anforderungen an Kinderstuhl und Kinderschreibtisch

(1) Sitzfläche höhenverstellbar,
(2) Sitzfläche neigbar, mit abgerundeter Vorderkante,
(3) Rückenlehne höhenverstellbar, beweglich, aber nicht federnd, mit Lendenbausch,

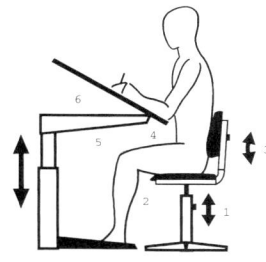
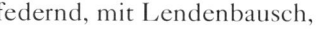

(4) Tischfläche höhenverstellbar,
(5) Tischunterfläche mit ausreichender Beinfreiheit,
(6) Tischfläche mindestens um 16 Grad neigbar.

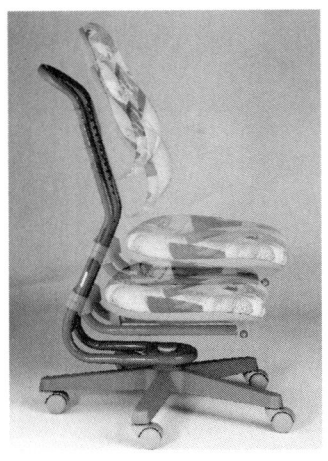

«Buggy», ein mitwachsender
Kinderstuhl (Vogel).

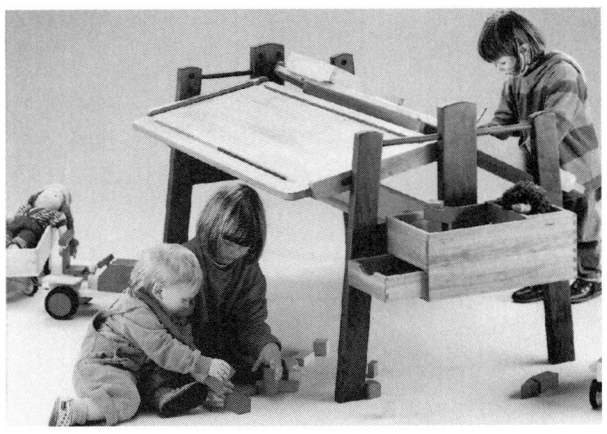

Verstellbarer Kinderschreibtisch aus Massivholz (arche).

Tun Sie sich etwas Gutes – mehr Wohlbefinden durch Bewegung

Ausgleichsgymnastik am Arbeitsplatz und zu Hause

Das Ziel der Ausgleichsgymnastik ist kein Körpertraining im strengen Sinne, sondern die Lockerung der Gelenke, die Tonuserhöhung schlaffer Muskulatur und die Dehnung und Entspannung verspannter Muskulatur. Kurzum: eine Verbesserung des körperlichen und geistigen Wohlbefindens.

Probieren Sie zunächst alle Übungen in Ruhe aus, und stellen Sie sich dann Ihr persönliches Übungsprogramm zusammen. Versuchen Sie mehrmals am Tag einige Übungen durchzuführen, besonders dann, wenn Sie sich verspannt oder schlaff fühlen.

Was Sie beim Üben beachten sollten

– *Atmen Sie beim Üben ruhig und gleichmäßig,* halten Sie nicht die Luft an. Lüften Sie den Raum vor Beginn des Übens, oder lassen Sie das Fenster geöffnet («Sauerstoffdusche»).
– Halten Sie *Dehnübungen über eine Dauer von etwa 15–20 Sekunden.* Der Dehnungsreiz sollte von Ihnen als angenehm empfunden werden, nicht schmerzen.
– *Statische Spannungsübungen,* das sind Übungen, bei denen keine Bewegung sichtbar ist, halten Sie *über eine Dauer von etwa 8–10 Sekunden. Dynamische Übungen wiederholen* Sie etwa 15 mal.

- *Belasten Sie beide Körperseiten ausgeglichen*, d. h., einseitig beschriebene Übungsanweisungen sollen grundsätzlich auch auf der anderen Körperseite durchgeführt werden.
- *Der Schmerz ist bei allen Übungen immer die Grenze.* Er ist ein Warnsignal des Körpers! Treten Beschwerden auf, brechen Sie die Übung ab, und klären Sie die Ursache ggf. mit einem Arzt.

Gesicht

Übungsziel:
Entspannung der Gesichtsmuskulatur
1. Öffnen Sie den Mund so weit wie möglich.
2. Danach machen Sie Ihr Gesicht so «klein» wie möglich.

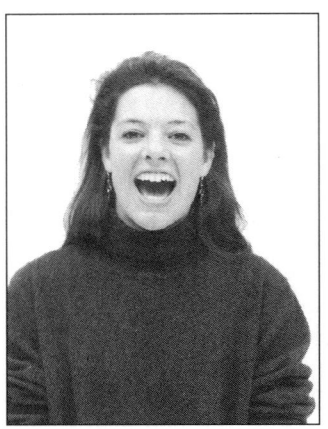 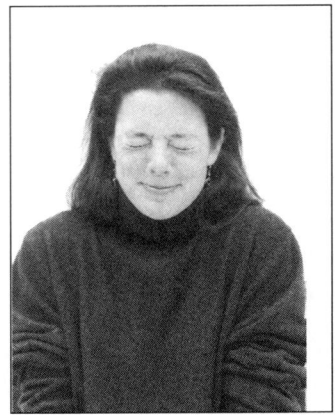

Übungsziel:

Entspannung der Gesichtsmuskulatur

1. Atmen Sie tief ein, und pressen Sie die Luft in die Wangen.
2. Drücken Sie die Luft heraus, als wollten Sie eine Kerze ausblasen.

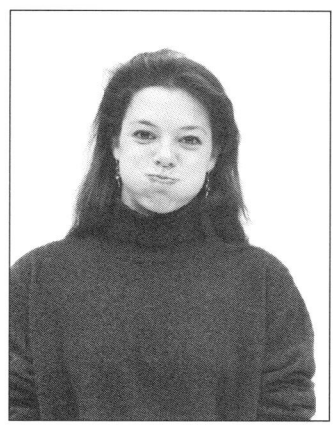 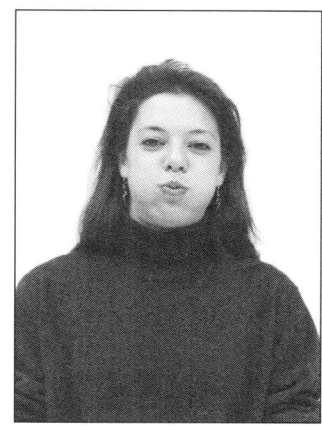

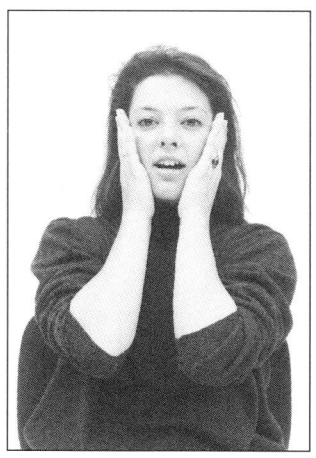

Übungsziel:

Entspannung der Kiefergelenksmuskulatur

1. Legen Sie die Hände auf die Wangen, die Finger befinden sich oberhalb der Wangenknochen.
2. Ziehen Sie behutsam den Unterkiefer bei leicht geöffnetem Mund nach unten.

Augen

Eine Vielzahl kleiner Muskeln bewegen das Auge in die verschiedenen Richtungen, regulieren die einfallende Lichtmenge und krümmen die Linse, damit ein scharfes Bild entsteht. Wie alle Muskeln *benötigen* auch die *Augenmuskeln den gleichmäßigen Wechsel von Anspannung und Entspannung*. Fehlt langfristig die Beanspruchung, so verkümmern die Muskeln. Mit zunehmendem Alter drehen z. B. viele Menschen Kopf und Rumpf in die Blickrichtung mit, während junge Menschen allein mit ihren beweglichen Augen mühelos ein großes Blickfeld erschließen. Die Arbeit an Bildschirm- und Sichtgeräten ist besonders belastend für die Augen. Müde, überbeanspruchte Augen reagieren empfindlich: Sie schmerzen, jucken und tränen. Das ständige Fixieren des Blickes führt zu Dauerspannungen, die mit Nacken- und Kopfschmerzen einhergehen können. Durch gezielte Übungen können Sie Ihre Augenmuskeln sowohl entspannen als auch trainieren. Eine *passive Entspannung* erreichen Sie durch das Schließen der Augen oder durch ein Abdecken mit den Handflächen. Eine *aktive Entspannung*, z. B. eine «Augenrallye» durchs Büro, unterbricht die Dauerkontraktion bestimmter Augenmuskeln und aktiviert und trainiert die gesamte Augenmuskulatur – dadurch erhält oder verbessert sich ihre Funktionsfähigkeit. Führen Sie die nachfolgenden Übungen ohne Brille aus.

Übungsziel:

Passive Entspannung der Augenmuskulatur

1. Stützen Sie Ihre Ellbogen bei geradem Rücken auf den Tisch.
2. Kreuzen Sie Ihre Finger auf der Stirn, und bedecken Sie Ihre Augen, ohne die Augäpfel zu berühren.
3. Schließen Sie die Augen.
4. Atmen Sie tief und bewußt durch die Nase ein und durch den Mund aus. Entspannen Sie sich, indem Sie an etwas Schönes denken.

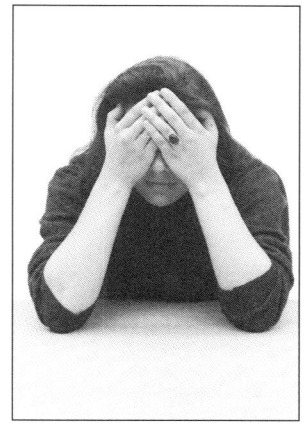

Übungsziel:

Training mit aktiver Entspannung der Augenmuskulatur

1. Fixieren Sie einen Bleistift, den Sie in Augenhöhe halten.
2. Führen Sie ihn langsam von der Nase weg, bis der Arm gestreckt ist.
3. Verweilen Sie einen Moment in dieser Haltung, und führen Sie ihn wieder zur Nase zurück.
4. Verfolgen Sie mit den Augen die Bewegungen des Bleistifts.

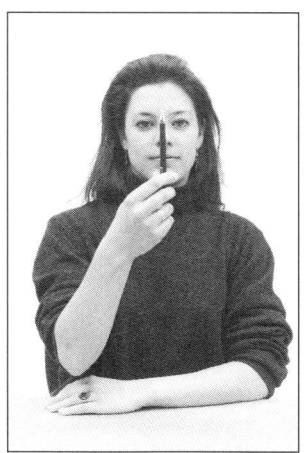

Übungsziel:

Training mit aktiver Entspannung der Augenmuskulatur

1. Schließen Sie Ihre Augen.
2. Denken Sie an eine liegende Acht. Beginnen Sie, die Linien mit den Augen langsam rechtsherum bzw. linksherum nachzuzeichnen. Strengen Sie sich dabei aber nicht an. Runde und gleichmäßige Figuren wirken entspannend auf die Augen- und Nackenmuskulatur.

Übungsziel:

Training mit aktiver Entspannung der Augenmuskulatur

1. Halten Sie ungefähr 20 cm vor den Augen den rechten Daumen empor, dann blicken Sie auf ein großes Ziel, das mindestens 3 m entfernt ist.
2. Blicken Sie im Wechsel vom Finger zu dem Ziel. Schließen Sie dann kurz die Augen, und wiederholen Sie die Blicke.

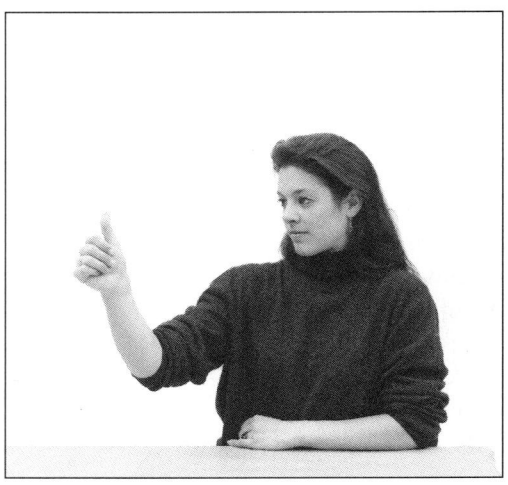

Übungsziel:
Training mit aktiver Entspannung der Augenmuskulatur

1. Lassen Sie Ihre Blicke durch das Büro oder aus dem Fenster wandern.

2. Wechseln Sie dabei häufiger den Brennpunkt, indem Sie abwechselnd Gegenstände in unterschiedlicher Entfernung scharf betrachten.

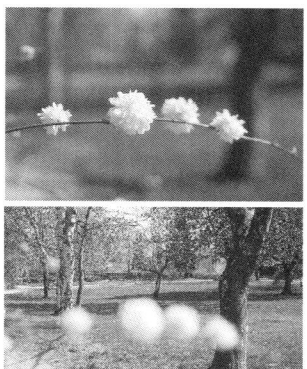

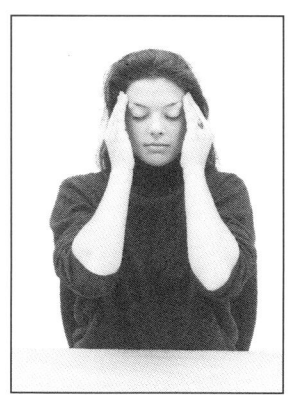

Übungsziel:
Passive Entspannung der Augenmuskulatur

1. Schließen Sie Ihre Augen.
2. Streichen Sie mit Ihren Fingerkuppen über die Augenbrauen nach außen hin zu Ihren Schläfen. Drücken Sie nicht die Augenlider!

Nacken & Schultern

Übungsziel:
Mobilisation der Halswirbelsäule

1. Neigen Sie im aufrechten Sitz den Kopf im Wechsel langsam zur rechten und zur linken Schulter.
2. Drehen Sie den Kopf dann langsam nach rechts und links. Schauen Sie dabei so weit wie möglich über die Schulter.
3. Führen Sie Ihr Kinn langsam von der rechten Schulter über das Brustbein zur linken Schulter.

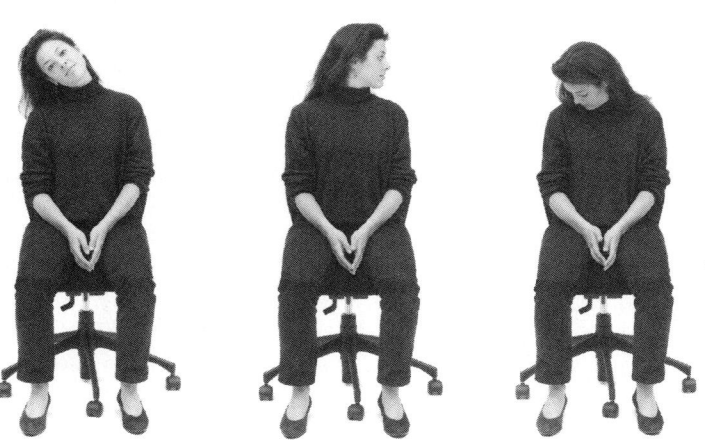

Übungsziel:

Kräftigung der vorderen Halsmuskulatur

1. Legen Sie den Handballen an die Stirn.
2. Drücken Sie Handballen und Stirn gegeneinander.
3. Halten Sie den Handballen seitlich vorne an die Stirn.
4. Drücken Sie Handballen und Stirn gegeneinander.

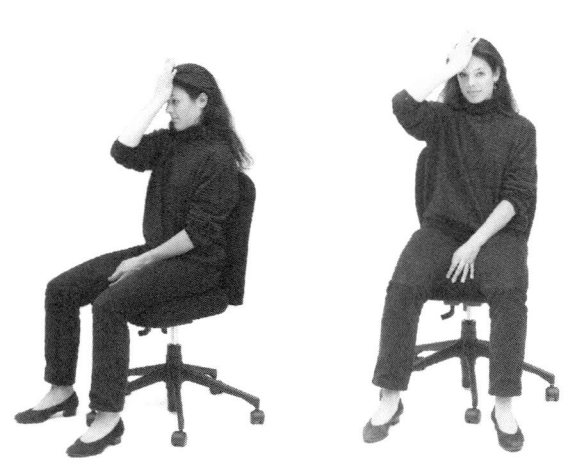

Übungsziel:
Dehnung der seitlichen Schulter-Nacken-Muskulatur
1. Neigen Sie den Kopf so weit wie möglich nach links in Richtung Schulter.
2. Fixieren Sie den Kopf, indem Sie ihn mit der linken Hand umfassen.
3. Führen Sie die rechte Hand entlang des Stuhlbeins nach unten, bis Sie eine Dehnung an der rechten Halsseite spüren. Die Dehnung können Sie verstärken, indem Sie die rechte Hand weiter nach unten führen. Halten Sie die Dehnung etwa 15–20 Sekunden und atmen Sie gleichmäßig weiter. Wechseln Sie die Seite.

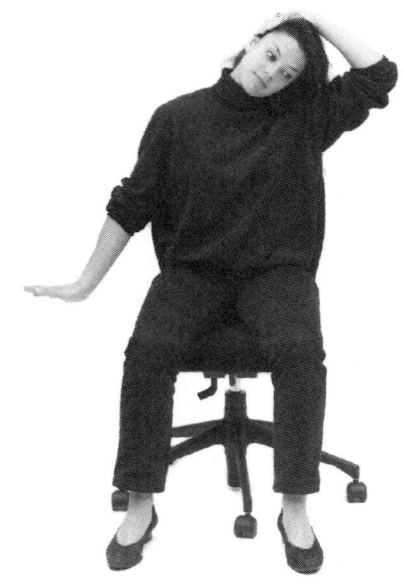

Variationen:

– Schauen Sie bei der Übung etwas nach oben. Dadurch wandert die Dehnung etwas nach vorne (Rippenhalter und Kopfwender).
– Schauen Sie mit Ihrem Kopf in die linke Achselhöhle, und ziehen Sie mit der rechten Hand hinter dem Gesäß nach unten. Sie dehnen damit verstärkt den Schulterblattheber.

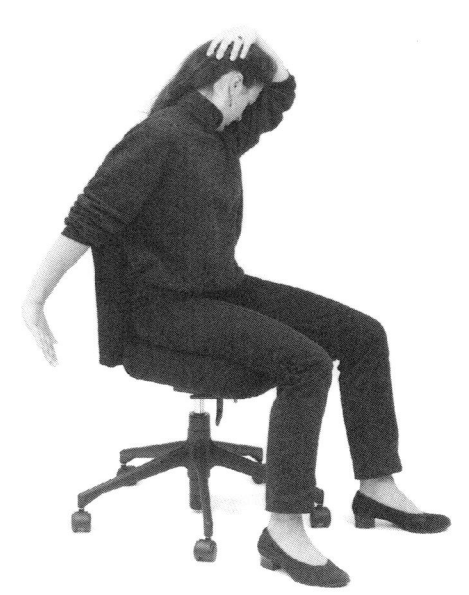

Übungsziel:

Dehnung der kurzen Nackenmuskulatur

1. Setzen Sie sich mit dem Rücken dicht an die Stuhllehne, und umfassen Sie mit den Händen den Hinterkopf.
2. Ziehen Sie nun das Kinn bei leicht geöffnetem Mund ein und schauen nach unten. Ziehen Sie den Kopf nach oben vorne, bis Sie eine Dehnung in der Muskulatur am oberen Nacken spüren.
3. Streichen Sie mit den Fingerkuppen den Nacken von oben nach unten und zur Seite aus.

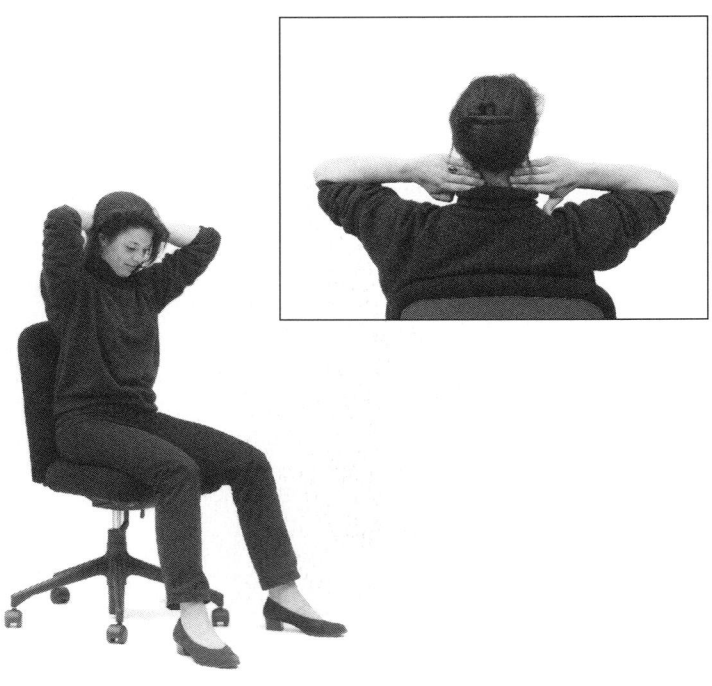

Übungsziel:

Mobilisation des Schultergürtels

Strecken Sie abwechselnd den rechten und linken Arm bis in die Fingerspitzen, so hoch es geht.

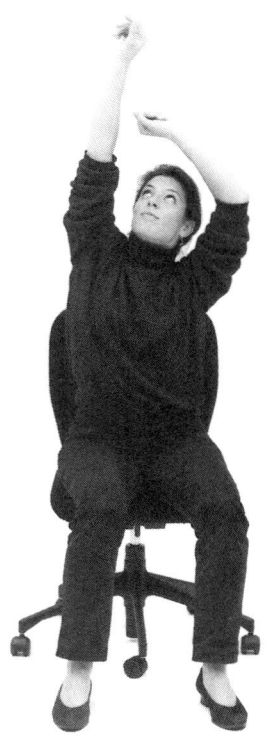

Übungsziel:

Mobilisation des Schultergürtels

1. Die Arme hängen locker herab. Führen Sie die rechte Schulter hoch und gleichzeitig die linke Schulter nach unten.
2. Heben Sie nun beide Schultern an und lassen sie wieder fallen.

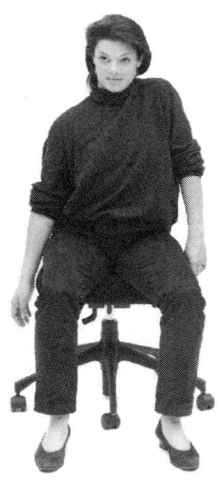
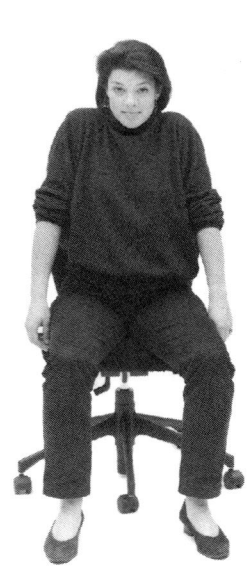

Übungsziel:

Mobilisation des Schultergürtels

1. Legen Sie die Hände auf die Schultern.
2. Beschreiben Sie mit den Ellbogen große Kreise vorwärts, rückwärts oder gegengleich, d. h., mit rechts nach vorne, mit links nach hinten.

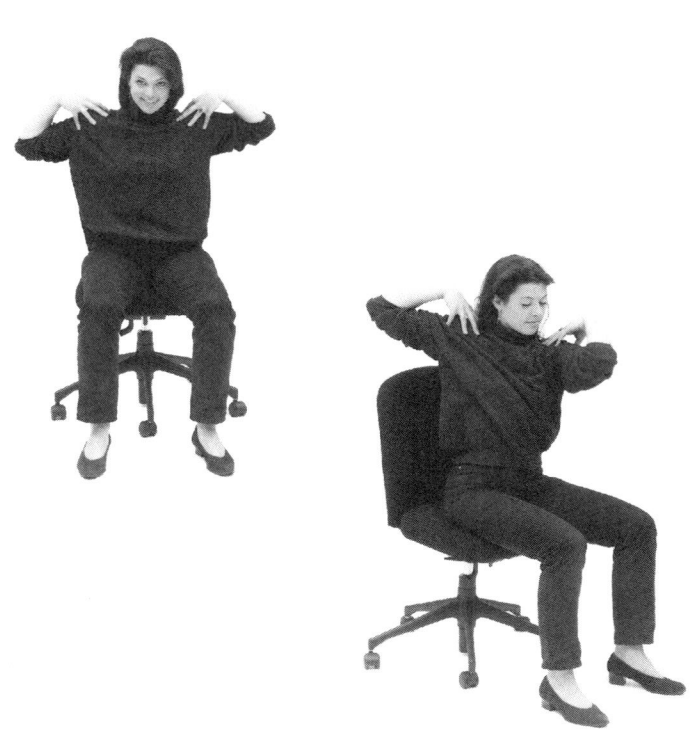

Übungsziel:

Mobilisation und Kräftigung des Schultergürtels

1. Ziehen Sie die Schulterblätter nach hinten zusammen.
2. Drehen Sie dabei die Arme nach außen. Lösen Sie die Spannung wieder.

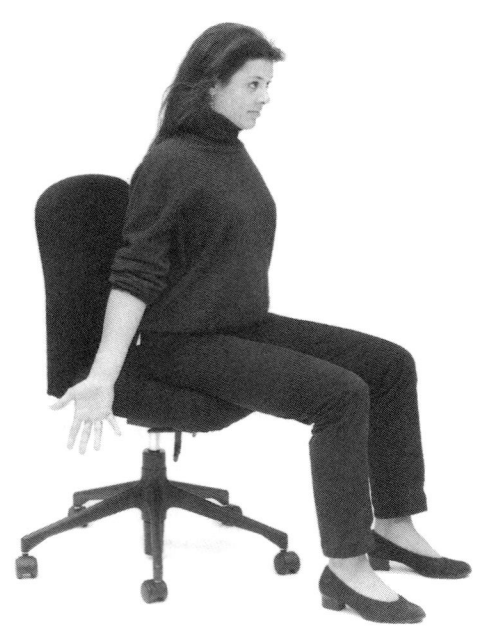

Übungsziel:

Mobilisation des Schultergürtels

Versuchen Sie, hinter dem Rücken mit der linken Hand
von oben und mit der rechten Hand von unten die Finger
zu berühren bzw. zu greifen.

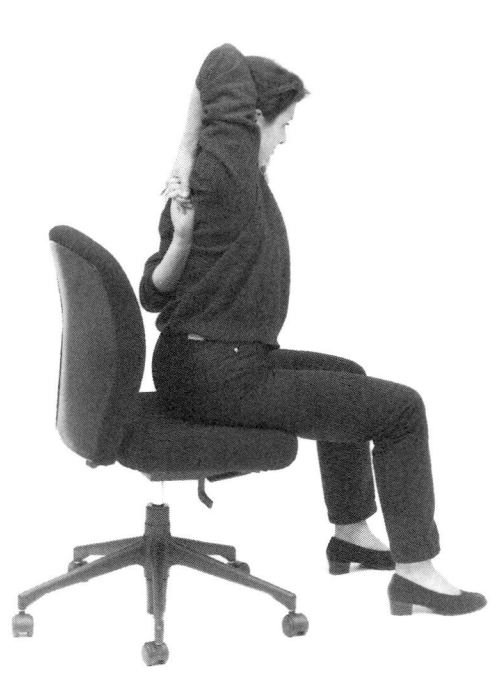

Übungsziel:

Schulung der Koordination, Kräftigung der Schultergür-telmuskulatur

1. Bewegen Sie vor dem Körper die angewinkelten Arme schnell abwechselnd nach oben und unten.
2. Anschließend kreisen Sie die Unterarme schnell umeinander vorwärts und rückwärts.

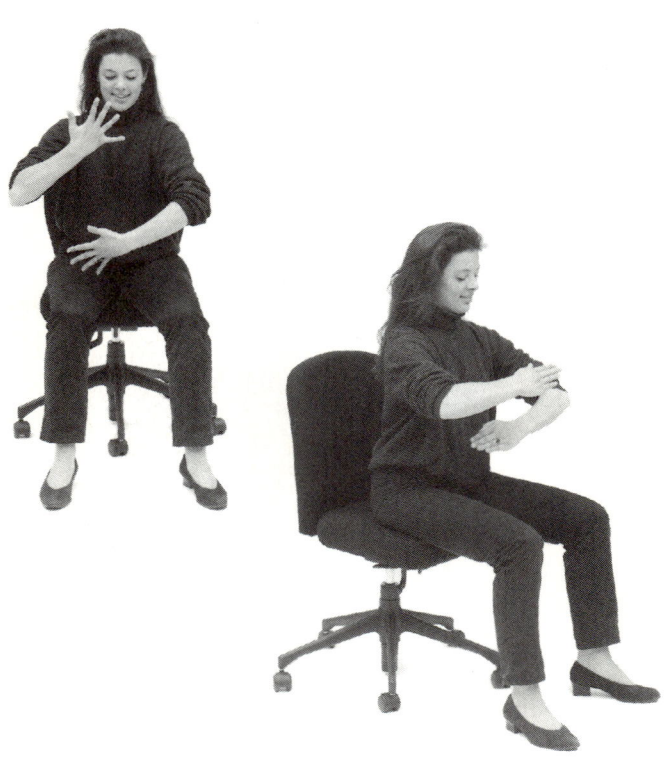

Übungsziel:

Kräftigung der Schultergürtel- und Brustmuskulatur

1. Drücken Sie die Handballen in Schulterhöhe gegeneinander. Die Ellbogen sind dabei angehoben, nicht aber die Schultern.
2. Haken Sie die Finger ineinander und ziehen Sie die Finger auseinander.

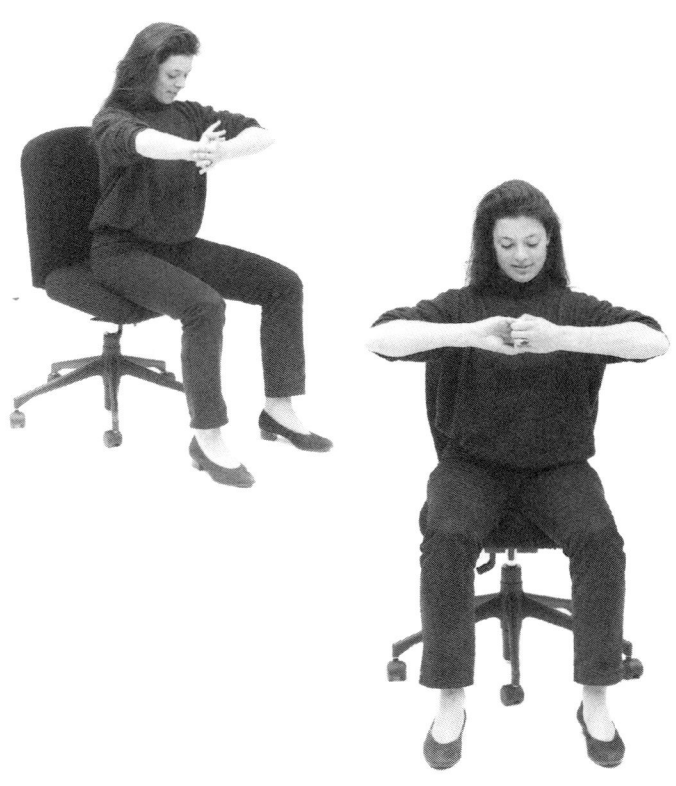

Übungsziel:
Dehnung der Schultergürtelmuskulatur
1. Kreuzen Sie die gestreckten Hände vor Ihrem Körper übereinander.
2. Schieben Sie die Arme so weit wie möglich nach vorne, bis Sie eine Dehnung im Bereich der Schulterblätter spüren.

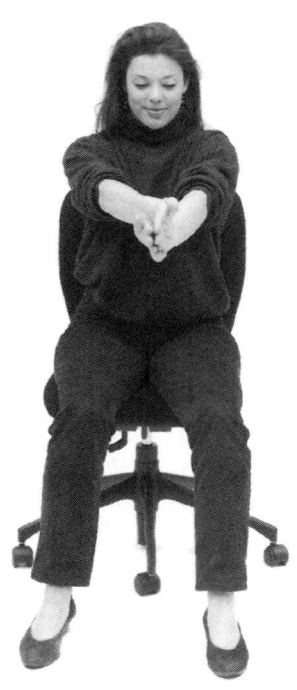

Übungsziel:
Dehnung der Brustmuskulatur
1. Stellen Sie sich in leichter Schrittstellung mit der rechten Körperseite zum Türrahmen (oder zur Wand).
2. Drehen Sie den rechten angewinkelten Arm nach außen, und legen Sie den Ellbogen in Schulterhöhe an den Türrahmen.
3. Drehen Sie nun leicht den Körper nach links, bis Sie eine Dehnung in der Brustmuskulatur spüren.

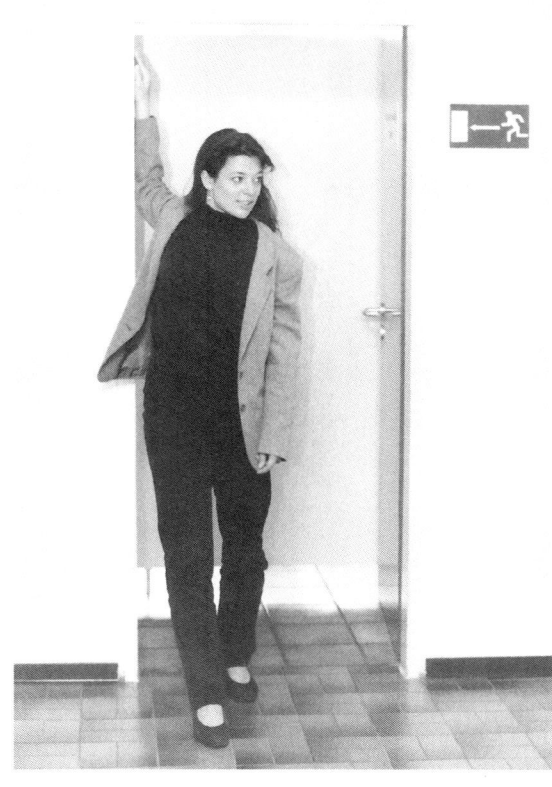

Arme & Hände

Übungsziel:
Lockern der Hände und Handgelenke
1. Schütteln Sie Ihre Hände locker aus.
2. Falten Sie die Hände zusammen, und bewegen Sie in kleinen Kreisen locker Ihre Handgelenke.

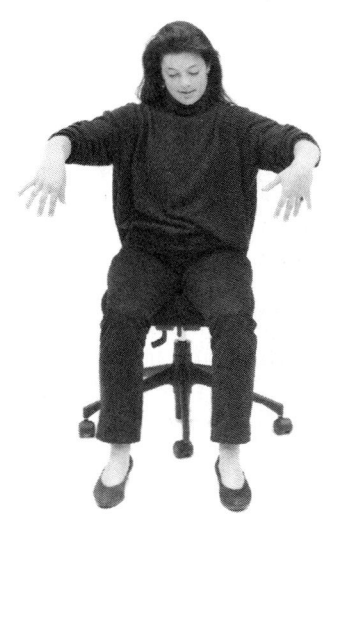
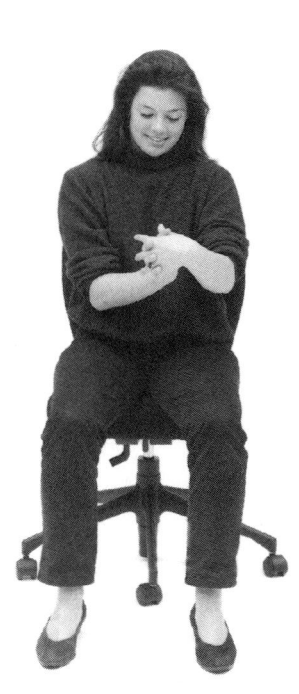

Übungsziel:

Mobilisation der Fingergelenke

1. Lassen Sie die Arme locker seitlich herabhängen, und ballen Sie die Hände zu Fäusten.
2. Strecken Sie nun einen Finger nach dem anderen.
3. Schließen Sie die Hände wieder Finger für Finger zu Fäusten.

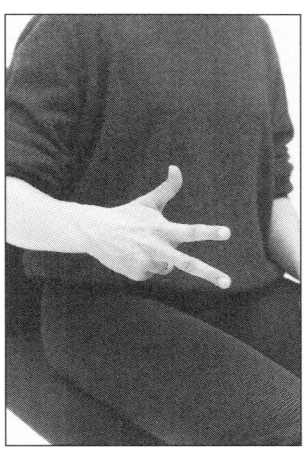

Übungsziel:
Mobilisation der Fingergelenke
1. Drehen Sie die Arme nach außen.
2. Ballen Sie die Hände zu Fäusten.
3. Spreizen Sie die Finger so weit wie möglich ab.

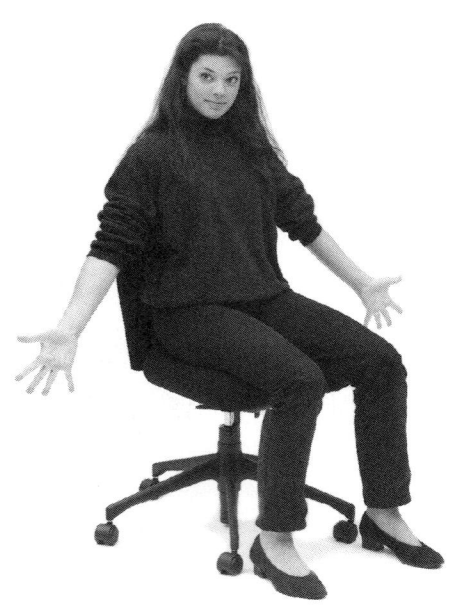

Übungsziel:
Kräftigung der Arm- und Schultermuskulatur

1. Setzen Sie sich auf den vorderen Teil des Stuhls. Fassen Sie mit den Händen an die seitliche Stuhlkante.
2. Ziehen Sie Ihre Schulterblätter zur Stabilisation leicht zusammen. Lösen Sie Ihr Gesäß vom Sitz.
3. Beugen und strecken Sie abwechselnd Ihre Arme, um Ihr Gesäß vor dem Stuhl abzusenken und anzuheben.

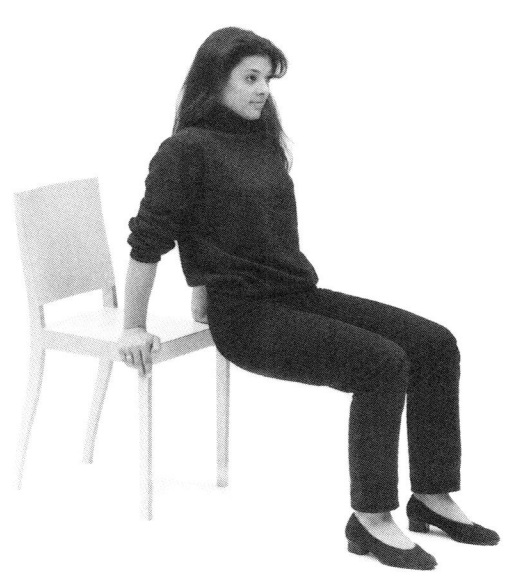

Übungsziel:

Dehnung der hinteren Oberarmmuskulatur

1. Beugen Sie den rechten Arm hinter dem Kopf, so daß der Oberarm nach oben und der Unterarm am Rücken nach unten zeigt.
2. Fassen Sie mit der linken Hand den rechten Ellbogen.
3. Ziehen Sie den Ellbogen nach links hinter den Kopf, bis Sie eine Dehnung in der hinteren Oberarmmuskulatur spüren.

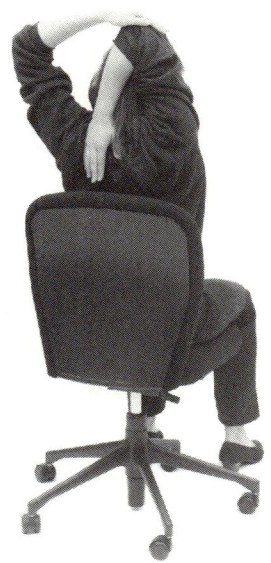

Übungsziel:

Dehnung der inneren Unterarmmuskulatur (Handgelenkbeuger)

1. Drehen Sie einen Arm nach außen, und legen Sie die ganzen Handfläche bei gestrecktem Ellbogen auf einen Stuhl oder Tisch, so daß die Finger zu Ihnen zeigen.
2. Bewegen Sie nun den Körper nach hinten, bis Sie an der Innenseite des Unterarmes eine Dehnung spüren.

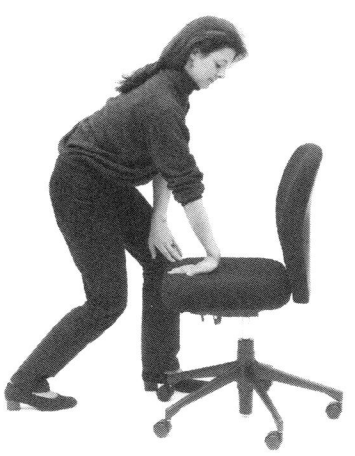

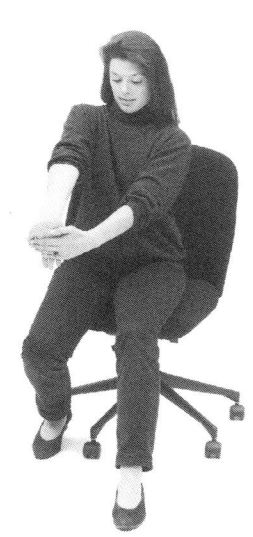

Variation:

– Ziehen Sie den Handrücken bei gestreckten Fingern heran, und drehen Sie den Arm nach außen. Sie können die Dehnung verstärken, indem Sie den Handrücken zu sich heranziehen.

Übungsziel:
Dehnung der äußeren Unterarmmuskulatur (Handgelenkstrecker)

1. Drehen Sie den angewinkelten rechten Arm so weit wie möglich nach außen. Ihre Handfläche zeigt nach außen.
2. Beugen Sie alle Finger der rechten Hand.
3. Umgreifen Sie die dabei entstandene Faust mit der anderen Hand, und fixieren Sie die Beugung im Handgelenk.
4. Strecken Sie den Arm, bis Sie die Dehnung an der Außenseite des Unterarms spüren.

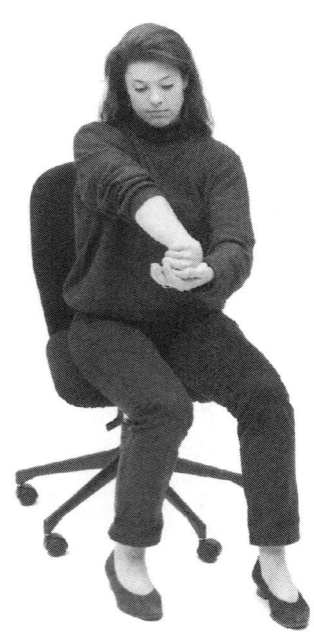

Rumpf & Hüfte

Übungsziel:
Mobilisation der Brustwirbelsäule in der Streckung

1. Schieben Sie im Sitzen das Gesäß auf dem Stuhl bis an die Rückenlehne. Stellen Sie einen Fuß auf den vorderen Teil des Stuhls (oder legen Sie ihn auf das andere Knie). Damit fixieren Sie Ihre Lendenwirbelsäule. Die obere Kante der Stuhllehne befindet sich zwischen Ihren Schulterblättern.
2. Verschränken Sie nun Ihre Hände hinter dem Kopf, und dehnen Sie langsam den Oberkörper über den Stuhl nach hinten.

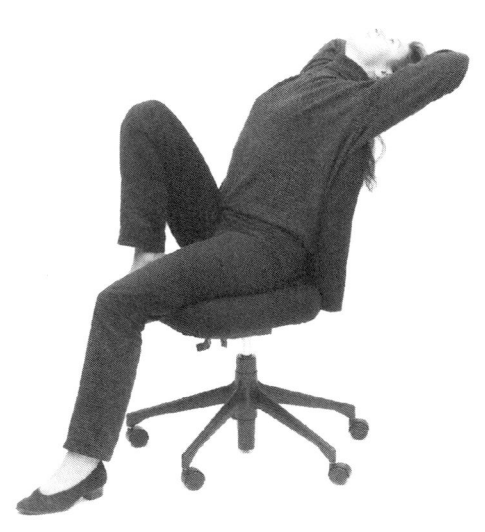

Übungsziel:
Mobilisation der Wirbelsäule

1. Legen Sie den linken Handrücken an Ihr rechtes Knie.
2. Drehen Sie behutsam den Körper nach rechts.

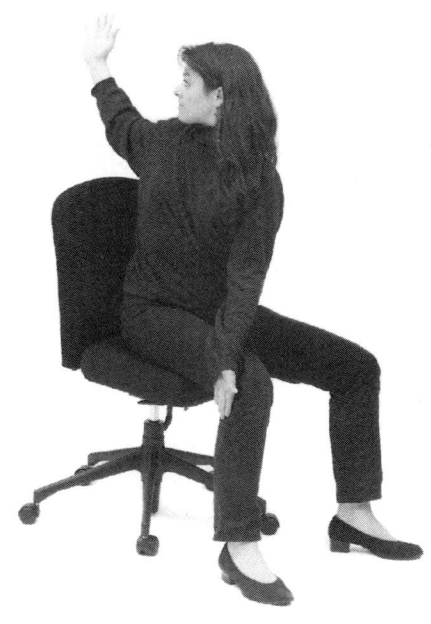

Übungsziel:
Kräftigung der Bauchmuskulatur
1. Beugen Sie Ihren Oberkörper im Bereich der Brustwirbelsäule minimal gegen einen gedachten Widerstand.
2. Beugen Sie nun weiter unten im Bereich der Lendenwirbelsäule.

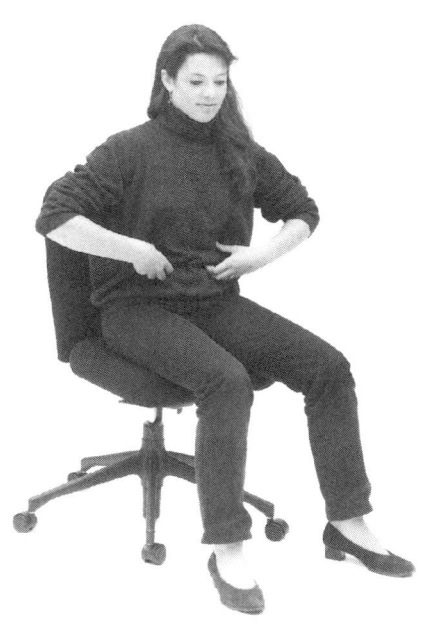

Übungsziel:
Kräftigung der Bauchmuskulatur
1. Neigen Sie im aufrechten Sitz den fixierten Oberkörper von der Hüfte ausgehend nach hinten.
2. Intensivieren Sie die Spannung, indem Sie die Arme nach vorne nehmen und kleine Bewegungen durchführen.

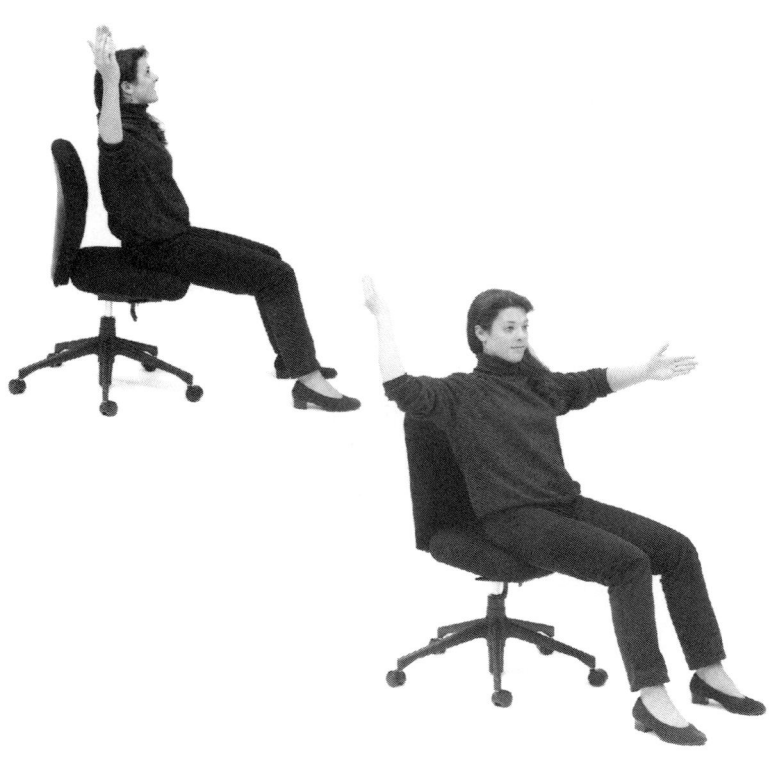

Übungsziel:

Kräftigung der Rumpfvorderseite (Bauchmuskulatur)

1. Legen Sie eine Hand auf das Knie.
2. Heben Sie das Bein, und drücken Sie Hand und Knie gegeneinander.

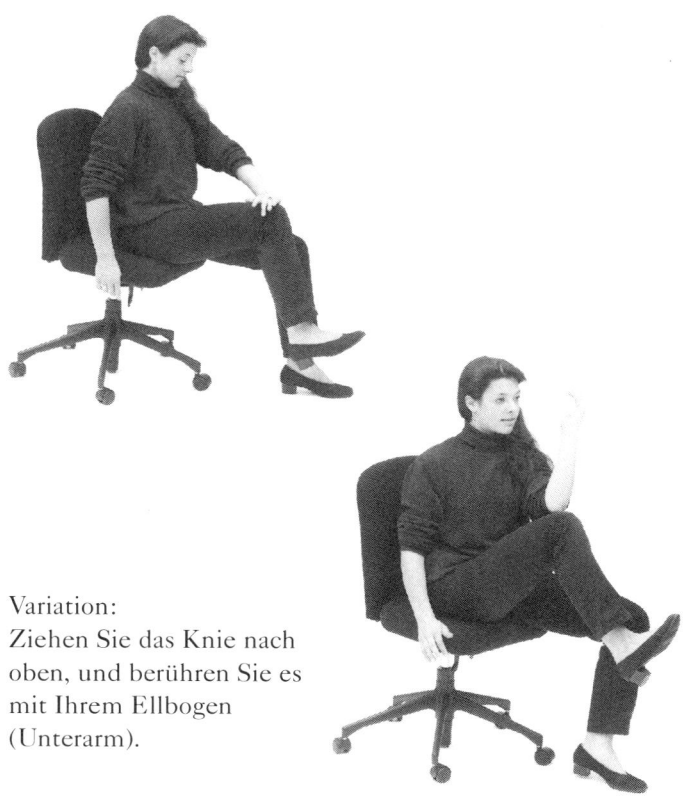

Variation:
– Ziehen Sie das Knie nach oben, und berühren Sie es mit Ihrem Ellbogen (Unterarm).

Übungsziel:

Kräftigung der Rumpfvorderseite (Bauchmuskulatur)

1. Drücken Sie Ihre Ellbogen leicht in den Tisch.
2. Heben Sie die Füße einige Zentimeter vom Boden ab.

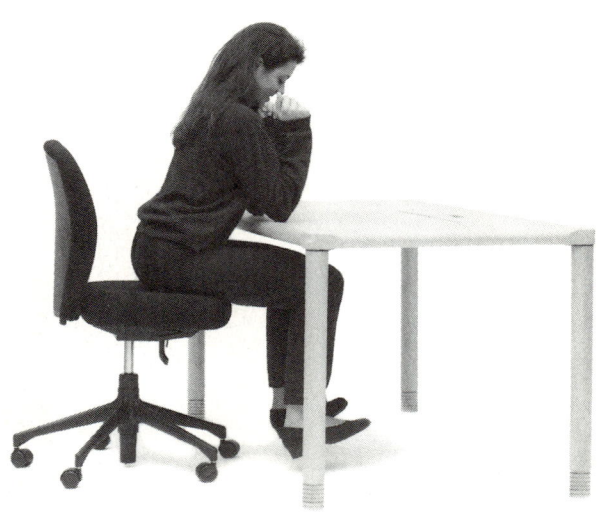

Übungsziel:
Kräftigung der Rückenmuskulatur (Mobilisation der Wirbelsäule)

1. Neigen Sie im aufrechten Sitz den Oberkörper leicht nach vorne.
2. Beugen Sie den Oberkörper, und rollen Sie ihn bewußt von unten nach oben bis zur Streckung auf.

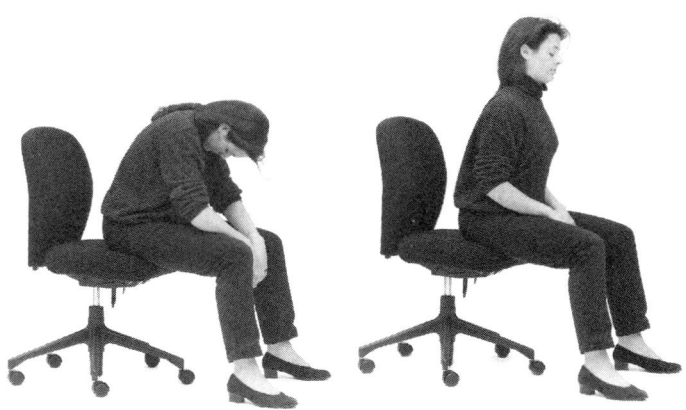

Übungsziel:
Kräftigung der Rücken- und Schultergürtelmuskulatur

1. Neigen Sie im aufrechten Sitzen aus dem Hüftgelenk den gestreckten Rumpf nach vorne.
2. Führen Sie die Arme wechselseitig dicht am Körper entlang über den Kopf nach vorne oben und nach hinten unten zum Gesäß (kraulen).

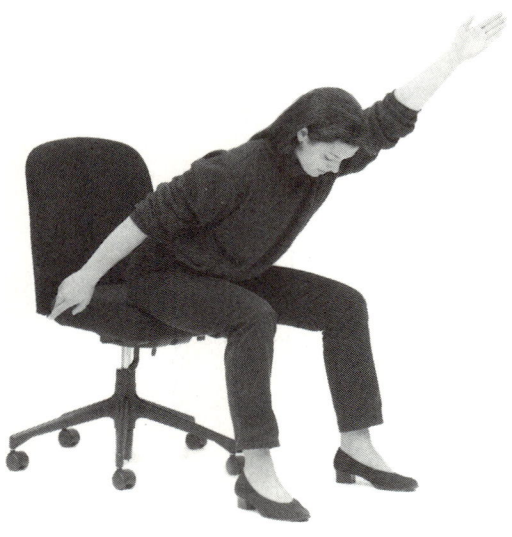

Übungsziel:

Kräftigung der Rückenmuskulatur

1. Neigen Sie im aufrechten Sitz den Oberkörper aus dem Hüftgelenk nach vorne.
2. Halten Sie die Arme in U-Halte.
3. Drehen Sie den Oberkörper nach rechts und links.

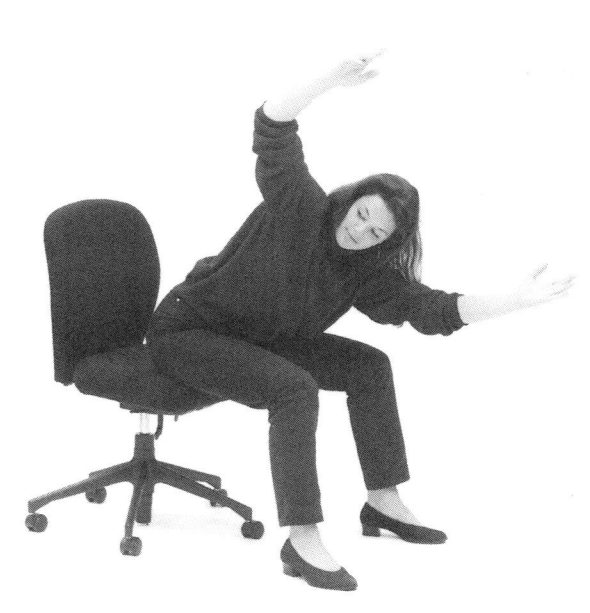

Übungsziel:
Kräftigung der Rumpfmuskulatur
1. Setzen Sie sich ganz an die Rückenlehne, und heben Sie ein Bein.
2. Lassen Sie ein Telefonbuch um Ihren Sitz kreisen.

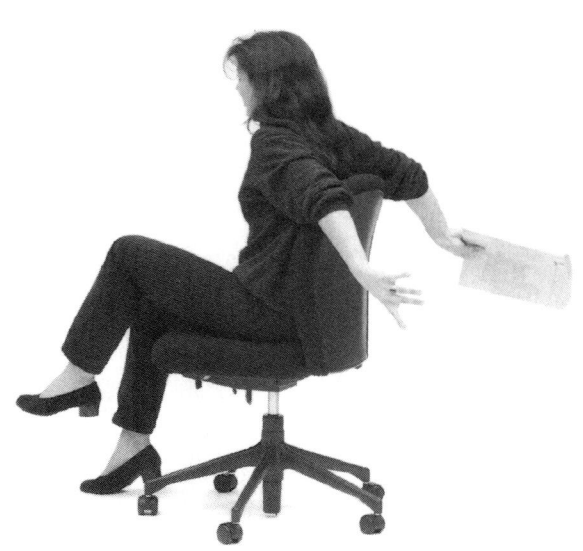

Übungsziel:

Tonuserhöhung der Muskulatur, Ganzkörperkräftigung

1. Stellen Sie sich mit leicht gebeugten Knien und aufgerichtetem Oberkörper in einen Türrahmen.
2. Greifen Sie mit einer Hand von vorne an den Türrahmen, mit der anderen Hand von hinten.
3. Drücken Sie mit beiden Händen gegen den Türrahmen. Halten Sie den Rumpf und das Becken trotz des entstehenden Drehmoments in der ursprünglichen Lage.

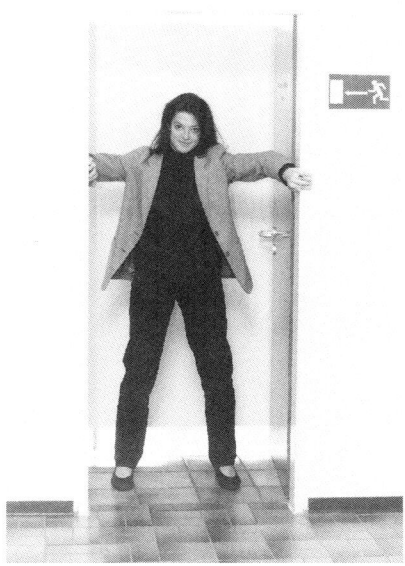

Variation:
- Drücken Sie die gestreckten Arme gegen den Türrahmen, ohne den Körper zu verdrehen.

Übungsziel:
Dehnung und Entspannung der Rückenmuskulatur
1. Setzen Sie sich mit leicht gegrätschten Beinen auf das vordere Ende der Sitzfläche.
2. Rollen Sie langsam die Wirbelsäule vom Kopf ausgehend ab. Atmen Sie dabei langsam aus.
3. Lassen Sie Oberkörper, Kopf und Arme locker hängen. Atmen Sie mehrmals ein und aus, und rollen Sie sich beim Einatmen wieder auf.

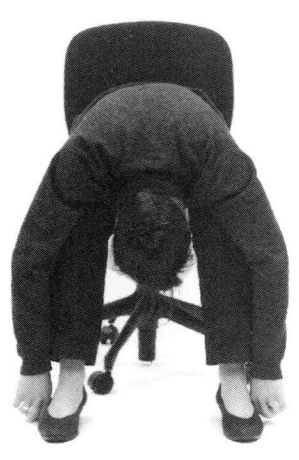

Übungsziel:

Dehnung der seitlichen Rumpfmuskulatur

1. Strecken Sie die gefalteten Hände mit der Handfläche nach oben.
2. Neigen Sie den Oberkörper abwechselnd nach rechts und nach links.
3. Drücken Sie in der Seitneigung das Gesäß auf der Gegenseite fest in den Stuhl.

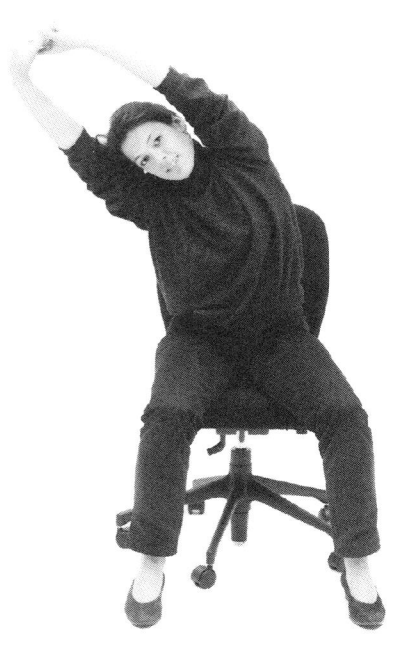

Übungsziel:
Dehnung des Hüftbeugers
1. Setzen Sie sich seitlich auf einen Stuhl oder einen Tischrand.
2. Strecken Sie das außen liegende Bein nach hinten. Schieben Sie dabei behutsam die Hüfte nach unten.

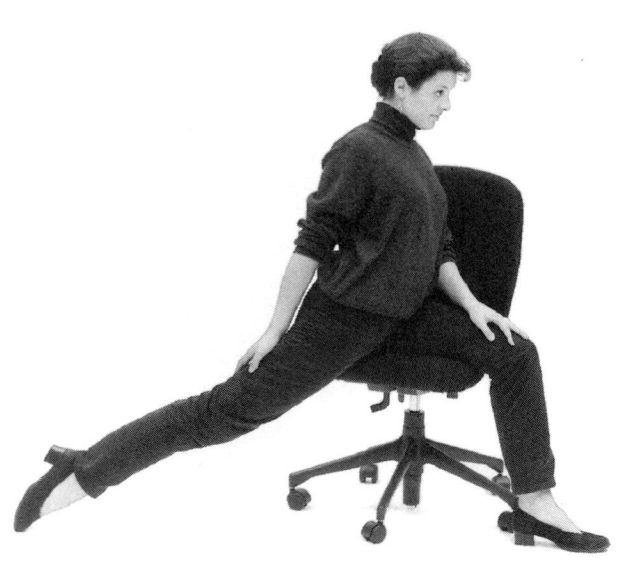

Übungsziel:
Dehnung der hinteren Hüftmuskulatur

1. Winkeln Sie im Sitz das rechte Bein an, und legen Sie es auf das linke Bein auf.
2. Neigen Sie langsam den Oberkörper mit gestrecktem Rumpf nach vorne, bis Sie an der rechten Hüftseite eine Dehnung spüren.

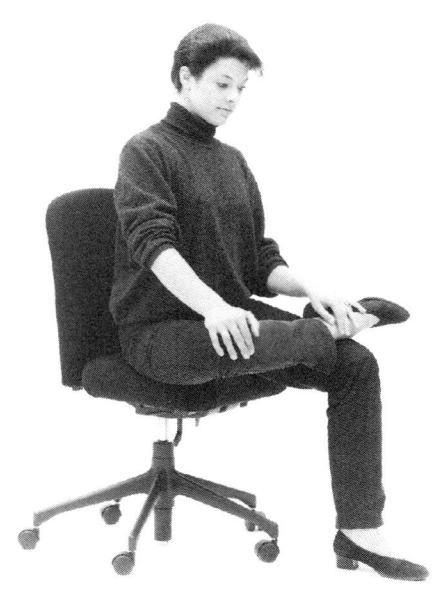

Beine & Füße

Übungsziel:

Aktivierung der Venenpumpe

1. Setzen Sie sich ganz nach hinten auf den Stuhl, und halten Sie sich am Stuhl fest.
2. Heben Sie abwechselnd die Fersen, dann die Zehen vom Boden ab.
3. Heben Sie ein Bein gestreckt an. Beugen und strecken Sie den Fuß.
4. Kreisen Sie den Fuß anschließend rechts- und linksherum.

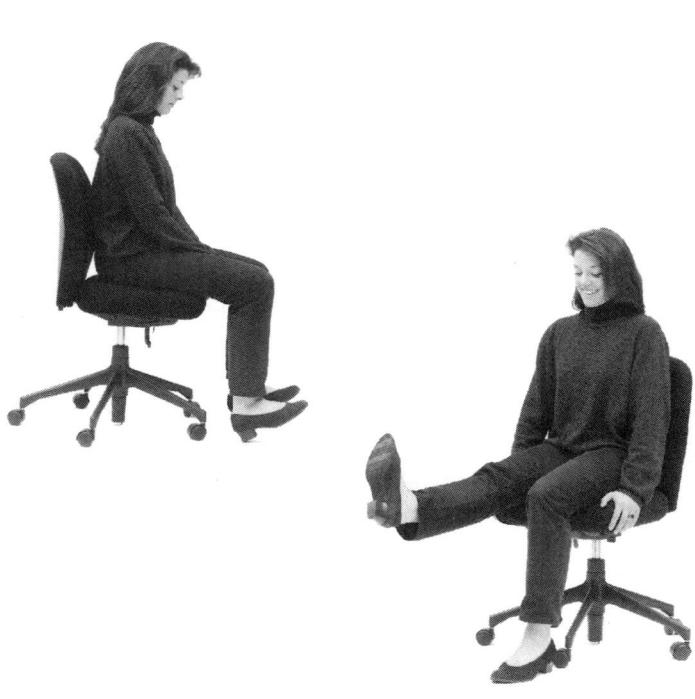

Übungsziel:
**Aktivierung der Venenpumpe, Kräftigung der Bein-
und Gesäßmuskulatur**

1. Stehen Sie mehrmals auf, und setzen Sie sich wieder.
2. Verharren Sie in verschiedenen Positionen für einige
   Sekunden.

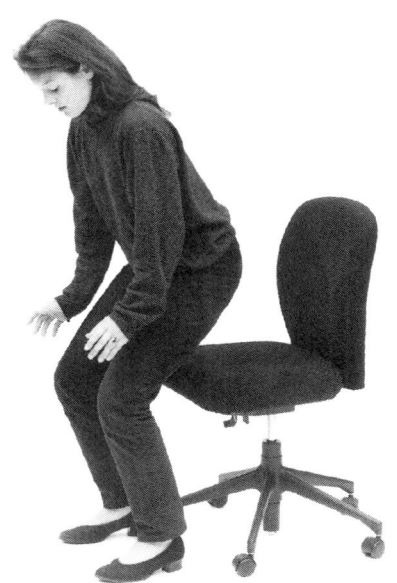

Übungsziel:
Kräftigung der Fußmuskulatur

1. Krallen und spreizen Sie abwechselnd Ihre Zehen (mit oder ohne Strümpfe).
2. Wandern Sie durch Krallen der Zehen mit den Füßen am Boden nach vorne.
3. Sollten Sie keine Strümpfe anhaben, greifen Sie mit Ihren Zehen diverse Gegenstände.

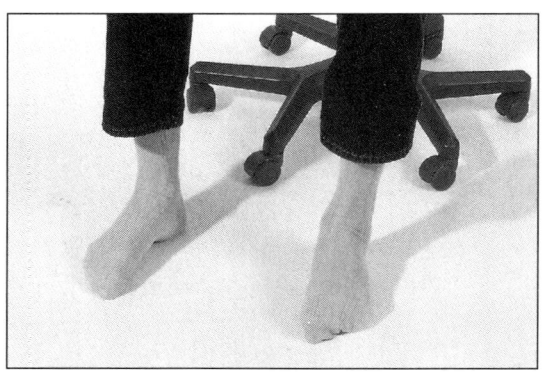

Übungsziel:

Lockerung und Entspannung der Fußmuskulatur

1. Gönnen Sie sich zwischendurch eine Fußentspannung.
2. Nehmen Sie Ihre Füße in die Hände, und massieren Sie die Fußmuskulatur.
3. Kreisen Sie mit Ihrem Fuß auf einem Massage-Igel.

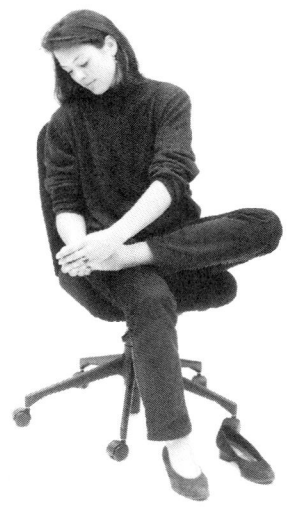

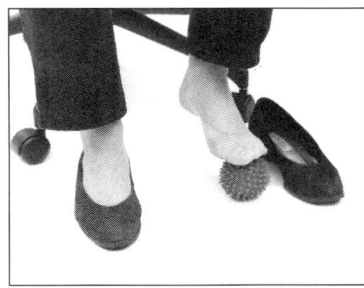

Übungsziel:
Kräftigung der Beinaußenseite
1. Öffnen Sie in aufrechter Sitzhaltung Ihre Beine hüftbreit.
2. Drücken Sie die Hände von außen gegen die Knie.
   Versuchen Sie, mit den Knien dagegen zu halten.

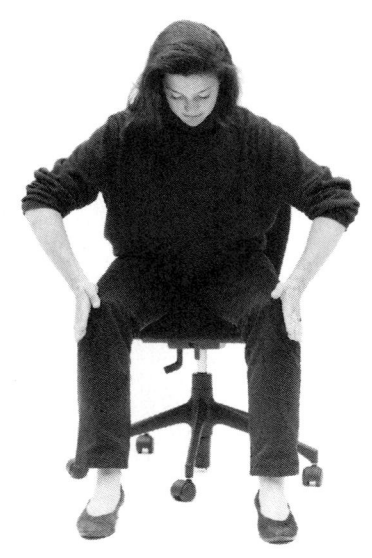

Übungsziel:
Dehnung der Beininnenseite (langer Schenkelanzieher)

1. Winkeln Sie im aufrechten Sitz das rechte Bein seitlich ab. Die Füße zeigen nach vorne.
2. Halten Sie den Oberkörper aufrecht, und schieben Sie nun die Ferse des gestreckten rechten Beines seitlich weg, bis Sie deutlich eine Dehnung an der Oberschenkelinnenseite spüren.

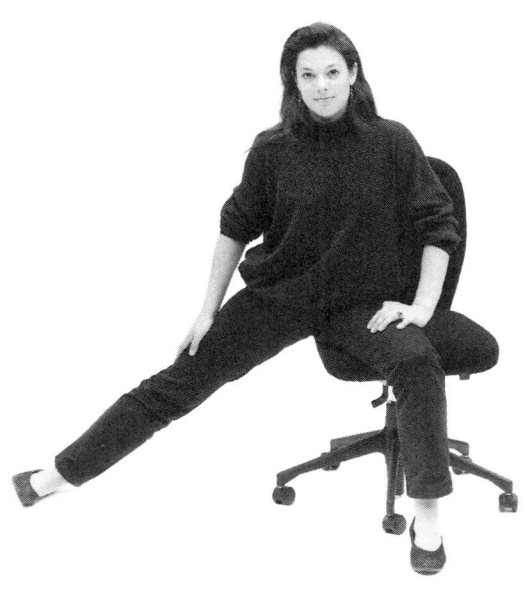

Übungsziel:
Dehnung der Beininnenseite (kurzer Schenkelanzieher)
1. Öffnen Sie die Beine im aufrechten Sitz, so weit Sie können.
2. Drücken Sie mit den Handrücken den Oberschenkel auseinander, bis Sie eine Dehnung an den Innenseiten der Oberschenkel spüren.

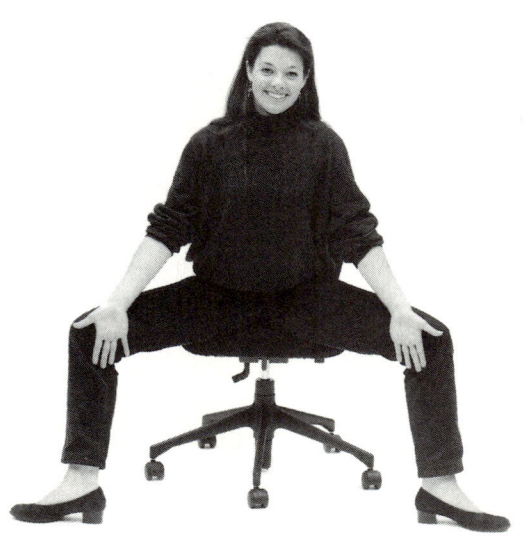

Übungsziel:
Dehnung der Oberschenkelvorderseite (Kniegelenkstrecker)

1. Umfassen Sie mit der rechten Hand das rechte Fußgelenk.
2. Strecken Sie die rechte Hüfte, und ziehen Sie mit der Hand behutsam die rechte Ferse in Richtung der rechten Gesäßhälfte, bis Sie deutlich eine Dehnung an der Vorderseite des rechten Oberschenkels spüren. Zur Erleichterung kann der Fuß auch mit einem Handtuch zum Gesäß herangezogen werden.

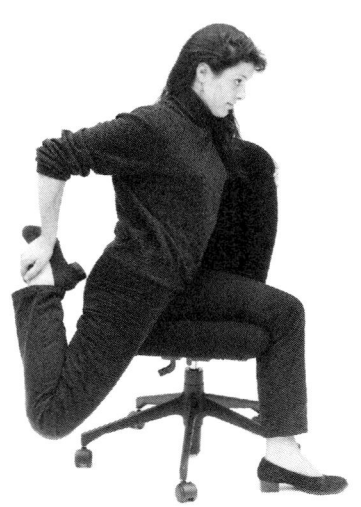

Übungsziel:
Dehnung der Oberschenkelrückseite (Kniegelenkbeuger)
Neigen Sie im aufrechten Sitz den geraden Oberkörper
nach vorne, bis Sie eine angenehme Dehnung in der
Beinrückseite spüren.

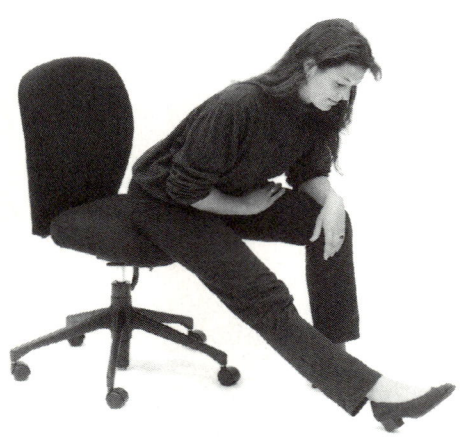

Übungsziel:
Dehnung der Wadenmuskulatur
1. Stellen Sie sich in Schrittstellung an einen Stuhl oder
   Tisch.
2. Bewegen Sie den Körper nach vorne, und drücken Sie die
   hintere Ferse in den Boden, bis Sie eine Dehnung an der
   Wadenrückseite spüren.

Übungen mit dem Fitnessball

Übungsziel:

Ballgewöhnung

1. Gewöhnen Sie sich zuerst im Sitzen an den Ball. Verlagern Sie im Wechsel Ihren Oberkörper nach vorne oben, so daß Ihr Gesäß leicht abhebt, und setzen Sie sich wieder.
2. Federn (wippen) Sie danach locker auf dem Ball auf und ab.

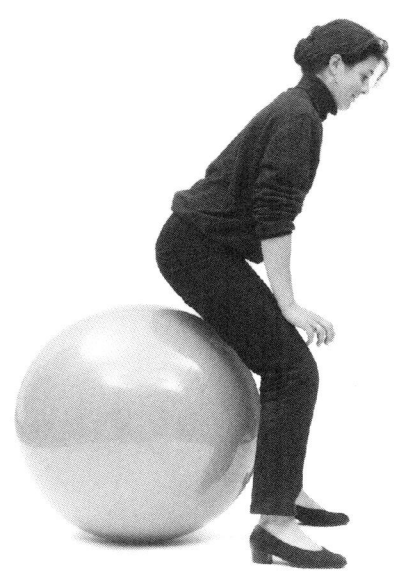

Übungsziel:
**Ballgewöhnung, Mobilisation der Lendenwirbelsäule
in Beugung und Streckung**
1. Rollen Sie den Ball mit dem Gesäß etwas nach vorne, und
   kippen Sie dabei Ihr Becken nach hinten.
2. Rollen Sie den Ball etwas nach hinten, und kippen Sie
   dabei Ihr Becken nach vorne.

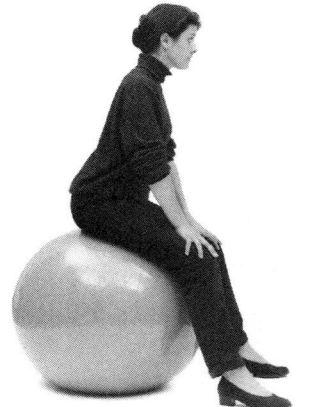 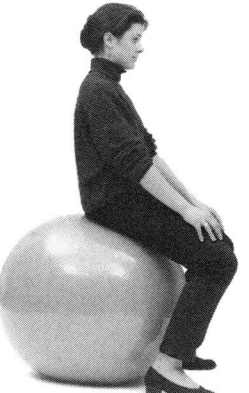

Übungsziel:
Gleichgewichtsschulung
1. Heben Sie im aufrechten Sitz abwechselnd die Füße, und halten Sie Ihr Gleichgewicht.
2. Heben Sie beide Beine vom Ball ab.

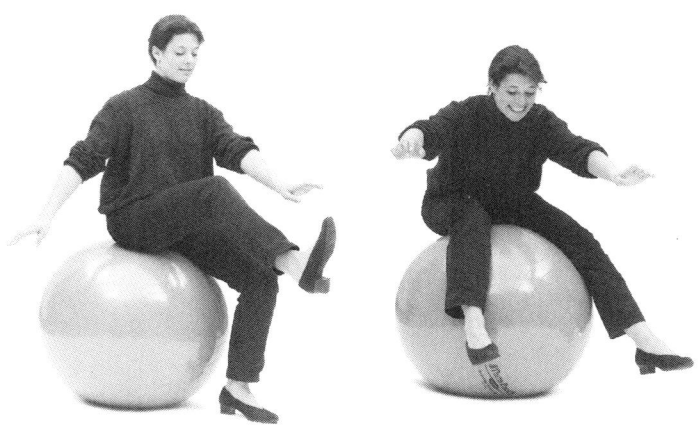

Übungsziel:
**Streckung der Brustwirbelsäule, Dehnung der
Bauch- und Brustmuskulatur**

1. Rollen Sie langsam den Ball mit dem Gesäß nach vorne,
   bis der Rücken Kontakt zum Ball hat.
2. Rollen Sie auf dem Ball vor und zurück.
3. Legen Sie Ihren Rücken und Ihren Kopf ganz auf dem
   Ball ab, und atmen Sie tief ein und aus. Wenn Sie keine
   Beschwerden haben, nehmen Sie die Arme mit nach
   hinten.

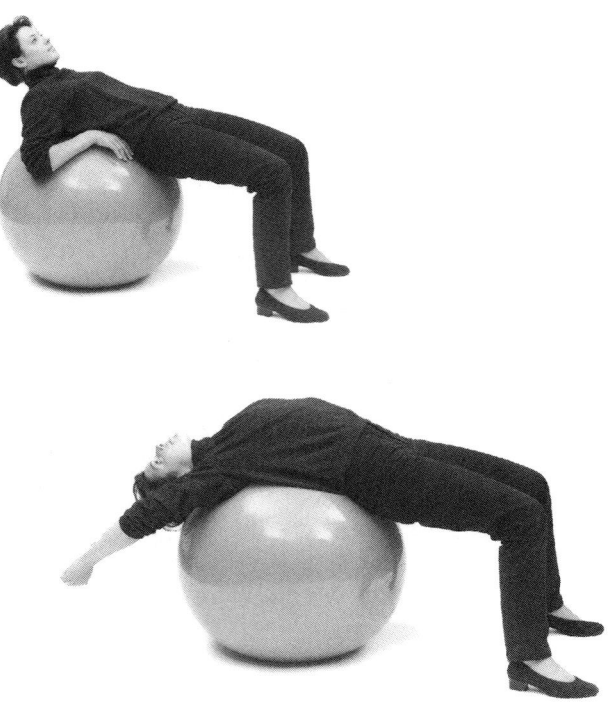

Übungsziel:
Aktivierung der Venenpumpe, Kräftigung der Oberschenkel- und Wadenmuskulatur

1. Rollen Sie mit dem Ball mit aufrechtem Oberkörper so weit wie möglich nach vorne (Vorsicht bei glattem Boden!).
2. Heben Sie die Fersen ab. Versuchen Sie, den Körper zu stabilisieren.

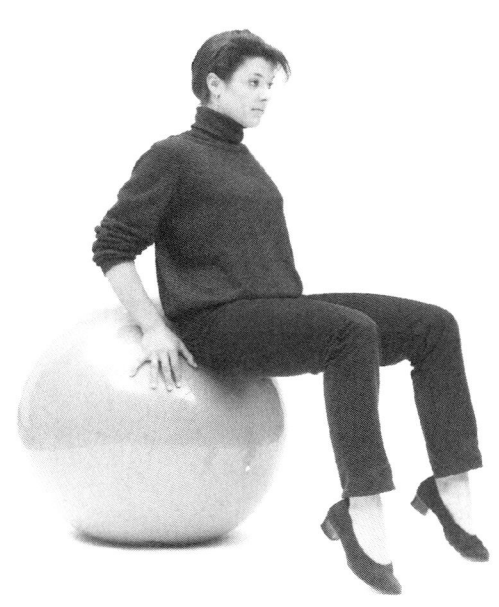

Übungsziel:
Kräftigung der Bein- und Rückenmuskulatur

1. Federn Sie auf dem Ball. Bei jedem dritten Federn heben Sie das Gesäß ein wenig vom Ball ab, und neigen Sie den Oberkörper nach vorne.
2. Versuchen Sie, die Bewegung von verschiedenen Körperteilen aus einzuleiten.

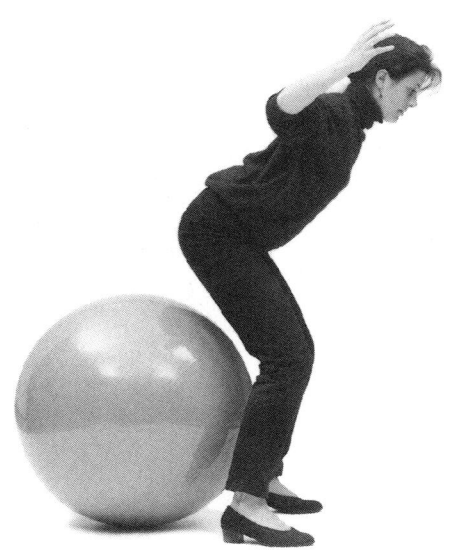

Übungsziel:
Dynamische Stabilisation (Ganzkörperkräftigung)
1. Stabilisieren Sie Ihren Oberkörper im aufrechten Sitz.
2. Bewegen Sie Ihre Unterarme vor Ihrem Körper wie einen Scheibenwischer von rechts nach links.

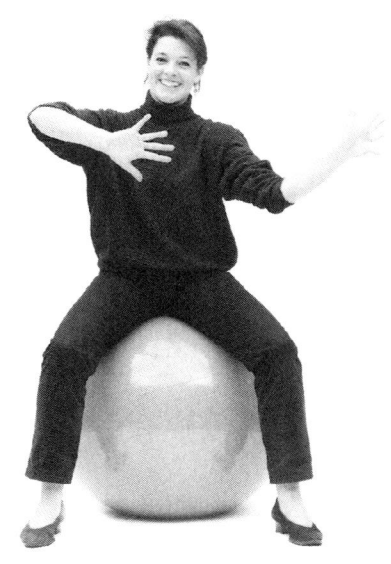

Übungsziel:
Dynamische Stabilisation (Ganzkörperkräftigung)
1. Heben Sie ein Bein vom Boden ab.
2. Führen Sie dazu Armbewegungen aus. Stabilisieren Sie dabei Ihren Oberkörper.

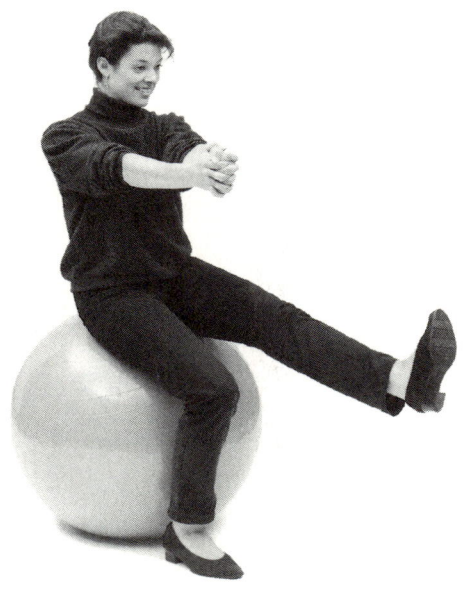

Die Fünf-Minuten-Aktivpause für das Büro

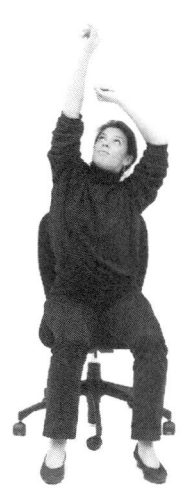

1. **Mobilisation des
   Schultergürtels**
   (siehe auch S. 97)
   Arme abwechselnd
   nach oben strecken.

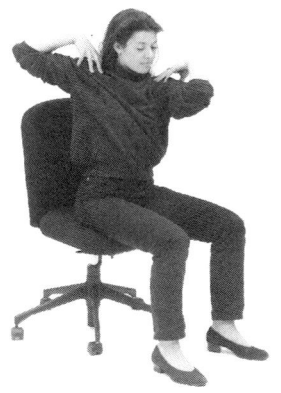

2. **Mobilisation des
   Schultergürtels**
   (siehe auch S. 99)
   Schulterkreisen.

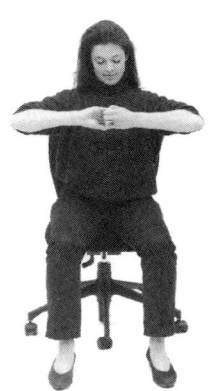

3. **Kräftigung der Schulter-
   gürtel- und Brustmuskulatur** (siehe auch S. 103)
   Finger auseinanderzie-
   hen, dann Hände zusam-
   mendrücken.

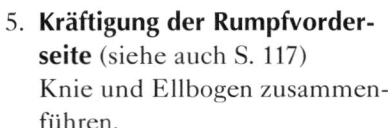

4. **Kräftigung der Rücken-
   und Schultergürtelmus-
   kulatur** (siehe auch S. 120)
   Arme am Körper kraulen.

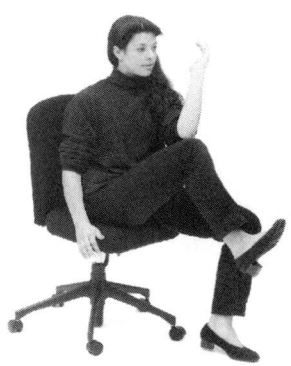

5. **Kräftigung der Rumpfvorderseite** (siehe auch S. 117)
   Knie und Ellbogen zusammen-
   führen.

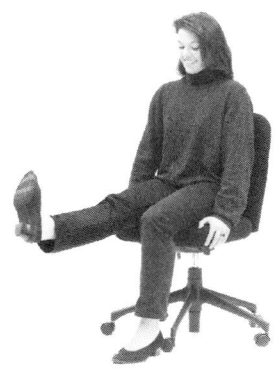

6. **Venenpumpe**
   (siehe auch S. 128)
   Bein anheben, Fuß beu-
   gen, strecken, kreisen.

7. **Dehnung der seitlichen Schulter-Nacken-Muskulatur**
   (siehe auch S. 94)
   Fixierten Kopf in Richtung Schulter neigen,
   gegenüberliegender
   Arm zieht nach unten.

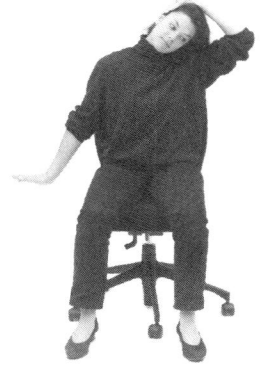

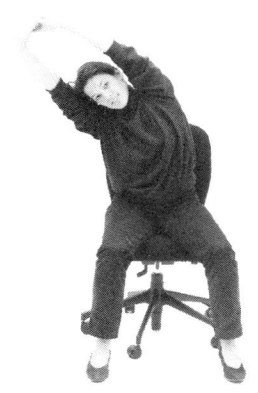

8. **Dehnung der seitlichen Rumpfmuskulatur**
   (siehe auch S. 125)
   Oberkörper zur Seite
   beugen.

Die Fünf-Minuten-Aktivpause für den Bildschirmarbeitsplatz

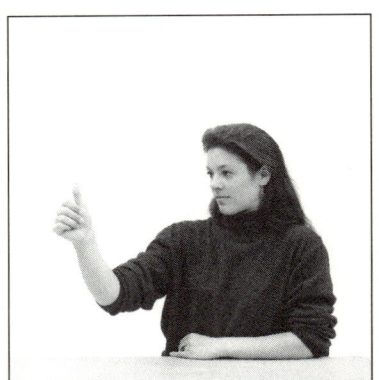

1. **Training mit aktiver Entspannung der Augenmuskulatur**
   (siehe auch S. 90)
   Augen auf verschiedene Entfernungen einstellen.

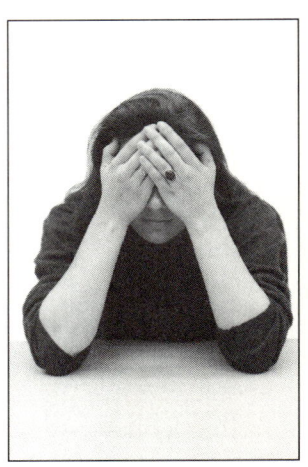

2. **Passive Entspannung der Augenmuskulatur**
   (siehe auch S. 89)
   Geschlossene Augen mit den Händen abdecken (nicht berühren!).

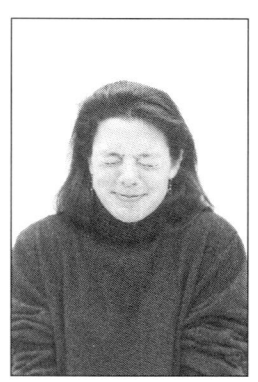

3. **Entspannung der Gesichtsmuskulatur** (siehe auch S. 86) Mund weit öffnen, danach das Gesicht klein machen.

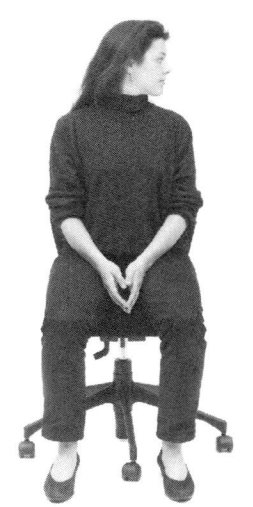

4. **Mobilisation der Halswirbelsäule** (siehe auch S. 92) Kopf nach rechts und links neigen, danach drehen.

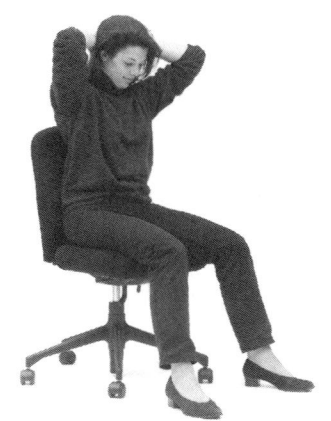

5. **Dehnung der kurzen Hals- und Nackenmuskulatur**
   (siehe auch S. 96)
   Kinn eingezogen,
   Kopf nach vorne oben
   ziehen, Nacken aus-
   streichen.

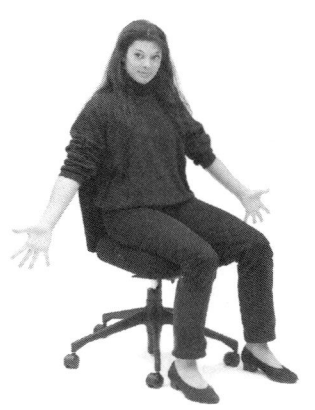

6. **Mobilisation der Fingergelenke**
   (siehe auch S. 108)
   Hände zu Fäusten
   ballen, danach die
   Finger weit abspreizen.

7. **Dehnung der inneren Unterarmmuskulatur**
(siehe auch S. 111)
Handflächen vor den Körper legen, Finger zeigen zum Körper, Oberkörper zurückziehen.

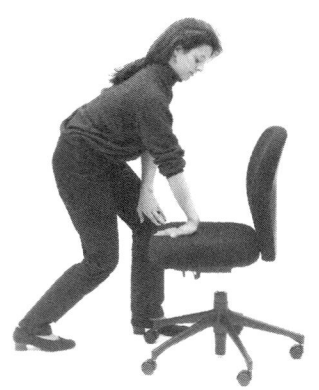

8. **Venenpumpe**
(siehe auch S. 129)
Aufstehen und hinsetzen.

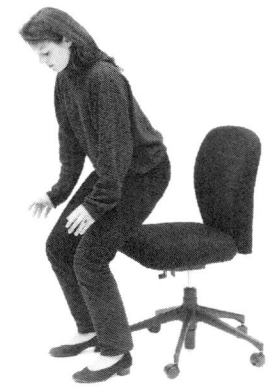

Das Fünf-Minuten-Entspannungsprogramm für das Büro

Halten Sie die Spannung jeweils für einige Sekunden. Atmen Sie dabei gleichmäßig weiter. Lösen Sie die Spannung, und beobachten Sie, wie Ihre Muskulatur entspannt. Wiederholen Sie die Spannung und Entspannung zweimal. Strecken Sie sich danach wieder.

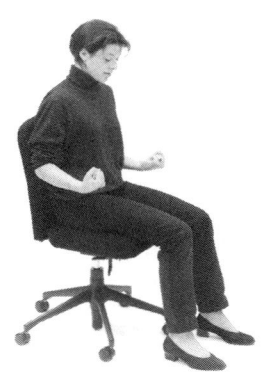

1. Ballen Sie die Hände zu Fäusten, winkeln Sie die Unterarme an, und drücken Sie die Oberarme gegen die Stuhllehne.

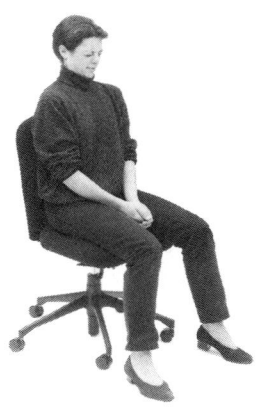

2. Machen Sie Ihr Gesicht ganz klein, und drücken Sie den Hinterkopf leicht gegen einen gedachten Widerstand.

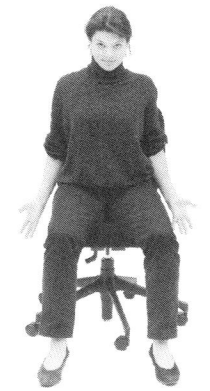

3. Ziehen Sie die Schulterblätter zusammen, span-
nen Sie den Bauch an,
und kneifen Sie den Po
zusammen.

4. Drücken Sie die Fersen
nach unten gegen den
Boden, und ziehen Sie die
Zehen an.

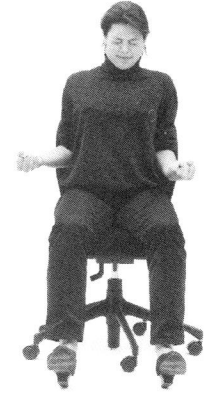

5. Spannen Sie den ganzen
Körper an.

Die Fünf-Minuten-Aktivpause für Autofahrer im Sitzen

Führen Sie diese Übungen nur im stehenden Auto durch!

1. Kneifen Sie Ihr Gesäß zusammen, und ziehen Sie für ca. 8 Sekunden das Lenkrad auseinander.

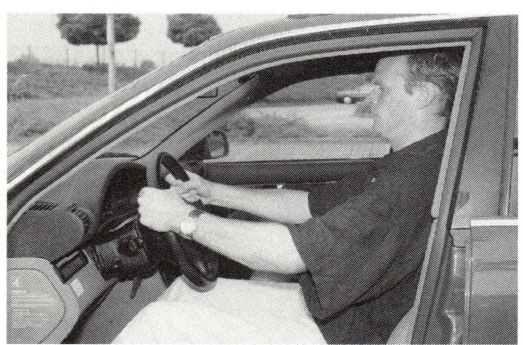

2. Kneifen Sie Ihr Gesäß zusammen, und drücken Sie beide Hände für einige Sekunden gegen die Autodecke.

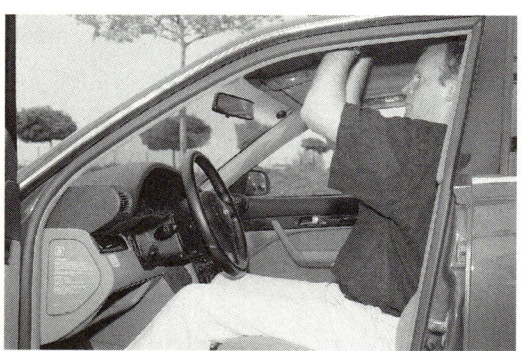

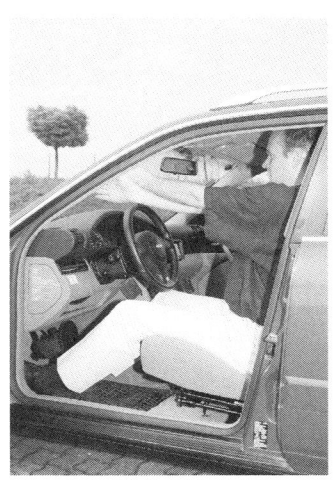

3. Legen Sie die Hand-
flächen aneinander,
und schieben Sie die
Arme nach vorne,
bis Sie eine Dehnung
im Schulterbereich
spüren.

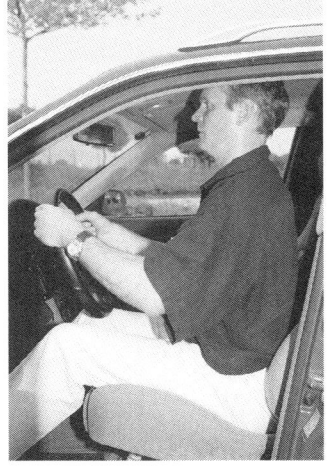

4. Kippen Sie im Wechsel
Ihr Becken nach vorne
und nach hinten. Zur
Unterstützung ziehen
Sie sich mit den Hän-
den am Lenkrad nach
vorne. Ziehen Sie Ihr
Becken danach seitlich
nach oben.

5. Bewegen Sie langsam Ihre Wirbelsäule «Wirbel für Wirbel» nach unten. Atmen Sie einige Male tief durch, und richten Sie sich wieder auf.

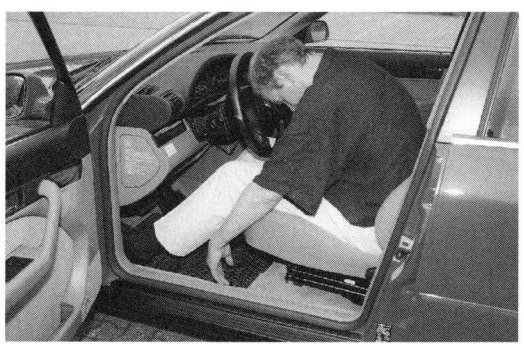

6. Ganzkörperanspannung: Spannen Sie nacheinander den ganzen Körper für einige Sekunden an. Lassen Sie die Spannung dann wieder los, und spüren Sie aufmerksam, wie sie aus Ihrer Muskulatur entweicht.

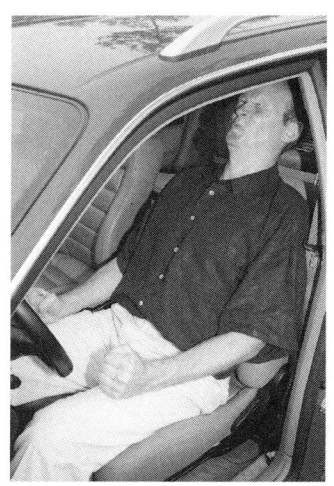

7. Neigen Sie die Rükkenlehne nach hinten, und machen Sie es sich bequem. Atmen Sie mehrmals tief ein und aus. Lassen Sie mit dem Ausatmen immer mehr von Ihrer Spannung bewußt heraus.

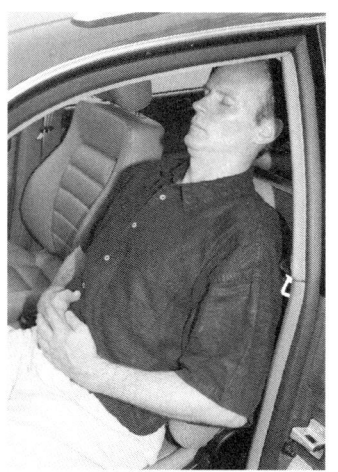

«Wecken» Sie sich nach der Entspannung wieder auf, indem Sie den Körper abklopfen.

Die Fünf-Minuten-Aktivpause für Autofahrer auf dem Rastplatz

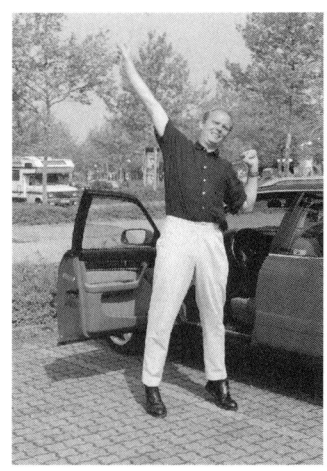

1. Räkeln und strecken Sie sich.

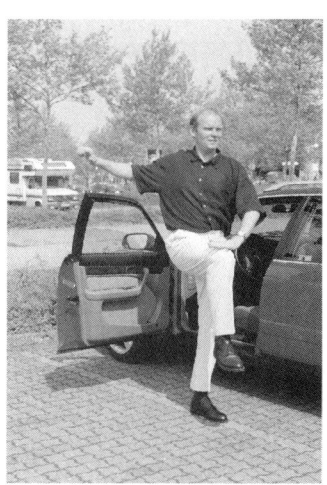

2. Heben Sie ein Knie, und drücken Sie die gegenüberliegende Hand dagegen.

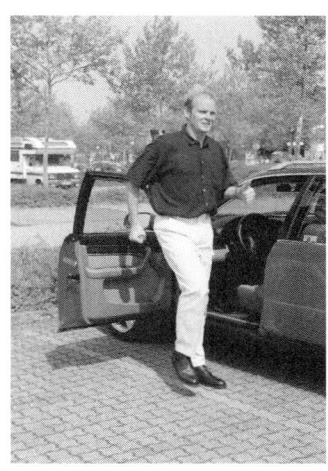

3. Gehen Sie auf der Stelle.

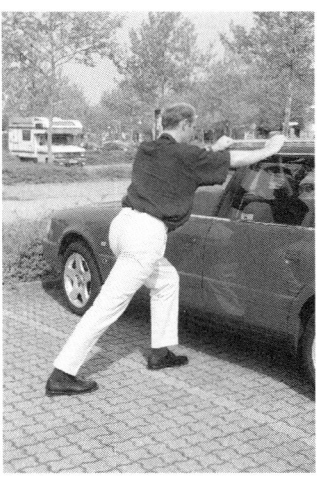

4. Stellen Sie sich in Schrittstellung an das Auto. Bewegen Sie den gesamten Körper nach vorne, und drücken Sie die hintere Ferse in den Boden, bis Sie eine Dehnung der Wadenmuskulatur spüren.

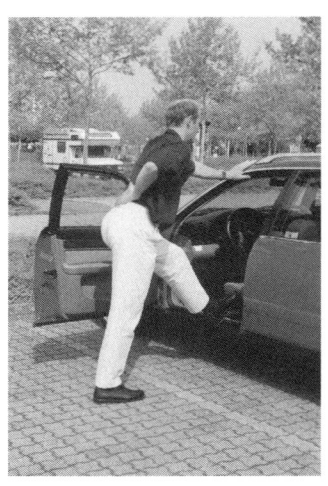

5. Beugen Sie bei leicht
   angewinkeltem Bein
   den geraden Oberkör-
   per nach vorne, bis Sie
   eine Dehnung an der
   hinteren Oberschenkel-
   muskulatur spüren.

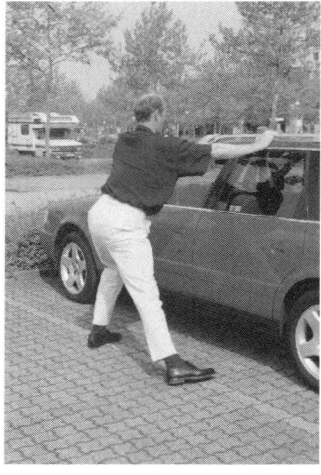

6. Verlagern Sie im
   Grätschstand den
   Körper über ein Bein,
   bis Sie eine Dehnung
   an der Beininnenseite
   spüren.

7. Drehen Sie den Arm und den Oberkörper langsam seitwärts nach oben, bis Sie eine Dehnung in der Brust- und Rumpfmuskulatur spüren. Versuchen Sie, Füße, Knie und Hüfte nicht mitzubewegen.

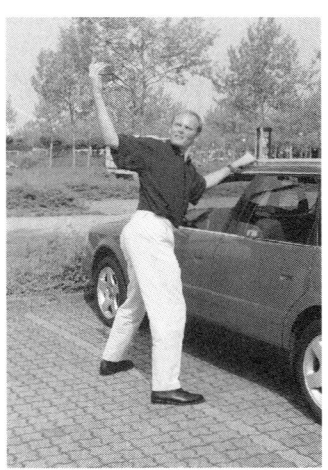

Anhang

Literaturverzeichnis

Amtblatt der Europäischen Gemeinschaften, Nr. L, 156/14: Richtlinie des Rates (90/270/EWG) über die Mindestvorschriften bezüglich der Sicherheit und des Gesundheitsschutzes bei der Arbeit an Bildschirmgeräten (Fünfte Einzelrichtlinie im Sinne von Artikel 16 Absatz 1 der Richtlinie 89/391/EWG)

BKK (Hrsg.): Krankheitsartenstatistik 1995. Essen 1997

Boner, R., Gross, B., Blum, E.: Gesunde Körperhaltung im Alltag nach Dr. Alois Brügger. Zürich 1988

Bundesanstalt für Arbeitsmedizin (Hrsg.): Arbeitsmedizinische Aspekte der modernen Büroarbeit. Berlin 1994

Bundesanstalt für Arbeitsschutz (Hrsg.): Sitzen – alles o. k.? Band 1–3. Dortmund 1989

Bundesministerium für Arbeit und Sozialordnung (Hrsg.): Verordnung über Sicherheit und Gesundheitsschutz bei der Arbeit an Bildschirmgeräten (Bildscharb.V). In: Arbeitsplatz. Neue Regelungen für Sicherheit und Gesundheitsschutz. Bonn 1997

Bundesrat-Drucksache 656/96: Verordnung zur Umsetzung von EG-Richtlinien zur EG-Rahmenrichtlinie Arbeitsschutz

Caffier, G.: Probleme des Sitzarbeitsplatzes. In: BfA (Hrsg.): Arbeitsmedizinische Aspekte der modernen Büroarbeit. Berlin 1994

De Toia, M./Steinau, M. (Hrsg.): Sitzen wir uns kaputt ? Frechen 1991

Diebschlag, W./Heidinger, F. u. a.: Ergonomie des Sitzens. Landsberg/Lech 1992

Döbele-Martin, C./Martin, P.: Ergonomie-Prüfer. Oberhausen 1993

Eickhoff, H.: Himmelsthron und Schaukelstuhl. München 1993

Feldenkrais, M.: Bewußtheit durch Bewegung. Der aufrechte Gang. Frankfurt/M. 1978

Fleiss, O. u. a.: KIWI – ein Vorsorgemodell für Schulkinder. In: Rückhalt 1, 1994, 28 – 31

Görner, C./Bullinger, H.-J.: Leitfaden Bildschirmarbeit. Wiesbaden 1995

Grandjean, E./Hünting, W.: Sitzen Sie richtig. Sitzhaltung und Sitzgestaltung am Arbeitsplatz. München 1989 (9)

Hahn, H., Köchling, A., Krüger, D., Lorenz, D.: Arbeitssystem Bildschirmarbeit. Dortmund 1995

Hewes, G. W.: The anthropology of posture. Scientific American, 2/1957, 123 – 132

IfADo (Hrsg.): Wohin mit dem Bildschirm? Anleitung für eine individuell günstige Bildschirmposition. Infoblatt 1997

Illi, U.: Projektskizze «Bewegte Schule». Zürich 1993

Jaschinski, W.: Belastungen des Sehorgans bei der Bildschirmarbeit aus physiologischer Sicht. In: Optometrie 2/1996, 60 – 67

Kempf, H.-D./Fischer, J.: Rückenschule für Kinder. Reinbek 1993

Kempf, H.-D.: Die Rückenschule. Das ganzheitliche Programm für einen gesunden Rücken. Reinbek 1990, 1995

Kempf, H.-D./Heringer, A. (Red.): Kursleitermappe. Ausbildung zum Rückenschulleiter. Forum Gesunder Rücken. Wiesbaden 1996

Kempf, H.-D.: Trainigsbuch Fitnessball. Reinbek 1997

Krueger, H.: Arbeiten mit dem Bildschirm – aber richtig! München 1989 (9)

Milz, H.: Der wiederentdeckte Körper. München 1992

Peters, Th.: Büropraxis. Ludwigshafen 1993

Schwanninger, U. u. a.: Längerfristige Auswirkungen der Bildschirmarbeit auf Augen sowie Stütz- und Bewegungsapparat. Forschungsbericht 601 der BAU. Dortmund 1989

Seidel-Fabian, B.: Arbeitsplatzmöblierung (Tische und Stühle). In: Luczak, H. & Volpert, W. (Hrsg.): Handbuch Arbeitswissenschaft. Stuttgart 1997, 865–871

Senn, E.: Aspekte einer Physiologie des Sitzens. In: SVSS (Hrsg.); Sitzen als Belastung. Zumikon 1990

Tietze, B.: Menschen ohne Unterleib. In: Bauwelt (X) 1990, 33–34

TÜV Rheinland: Prüfprogramm zur Erlangung des TÜV Rheinland Prüfzeichen «Ergonomie geprüft» für Bürostühle und Bürodrehsessel. 2PfG 947/03. 1996

UVV: Arbeit an Bildschirmgeräten (VBG 104), Entwurf März 1995

Vercruyssen, M./Simonton, K.: Effects of posture on mental performance. Science of seating from Taylor & Francis. 1991, 1–18

Verwaltungs-BG: Sicherheitsregeln für Büro-Arbeitsplätze (ZH 1/535). 1976

Verwaltungs-BG: Sicherheitsregeln für Bildschirmarbeitsplätze im Bürobereich (ZH 1/618). 1980

Produkthinweise

AGR e.V. Postfach 1361, 27423 Bremervörde
  Tel. (04761) 979179
arche massivholzmöbel gmbh, Postfach 1115, 89151 Erbach,
  Tel. (07305) 8629
Ludwig Artzt GmbH, 65589 Hadamar, Tel. (06433) 916520
Grahl GmbH, 31595 Steyerberg / Voigtei, Tel. (05769) 7-0
HÅGAS GmbH, Koppelskamp 7, 40489 Düsseldorf,
  Tel. (0203) 74200-0
Leuwico GmbH, Hauptstr. 2–4, 96484 Wiesenfeld,
  Tel. (09566) 88-0
Recaro GmbH, Stuttgarter Straße 73, 73230 Kirchheim-Teck,
  Tel. (07021) 509-0
officeplus GmbH, Postfach 1520, 78615 Rottweil,
  Tel. (0741) 248-04
Sedus Stoll A. G., Brückenstr. 15, 79761 Waldshut,
  Tel. (07751) 84-247
Siemens Nixdorf Informationssysteme AG, Bürgermeister-
  Ulrich-Str. 100, 86199 Augsburg, Tel. (0821) 804-0
Stokke GmbH, Rapsacker 14, 23569 Lübeck,
  Tel. (0451) 895053
Thomas Sitz- und Liegmöbel, Walkmühlenstr. 93,
  27432 Bremervörde, Tel. (04761) 979-0
Vitra GmbH, Charles-Eames-Str. 2, 79576 Weil am Rhein,
  Tel. (07621) 7020
Vogel Gesund Sitzen & Liegen, Friedenstr. 88,
  71636 Ludwigsburg, Tel. 07141/47660

Der Autor

Hans-Dieter Kempf, Jahrgang 1960, studierte Physik und Sportwissenschaft an der Universität Karlsruhe. Er entwickelte 1986 die Karlsruher Rückenschule, ist Mitbegründer des Forums Gesunder Rücken und war maßgeblich beteiligt am Aufbau und der Weiterentwicklung der Rückenschulbewegung in Deutschland. Daneben ist er Lehrbeauftragter, Projektleiter und Referent in den 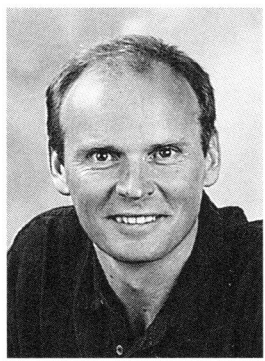 Bereichen Rückenschule, Ergonomie, Gesundheitsförderung im Betrieb, in der Schule und im Kindergarten. Im Rowohlt Taschenbuch Verlag sind bereits von ihm erschienen: Die Rückenschule (Nr. 9793), Rückenschule für Kinder (Nr. 9338), Sitzschule (Nr. 9715), Trainingsbuch Rückenschule (Nr. 9960), Trainingsbuch Thera-Band (Nr. 9452), Trainingsbuch Fitnessball (Nr. 19464).

Hans-Dieter Kempf /
Frank Schmelcher /
Christian Ziegler
Trainingsbuch Rückenschule
(rororo sachbuch 9960)
Sie leiden unter Rücken-
schmerzen? Sicher sitzen Sie
zuviel, bewegen sich zuwenig
und stehen oft unter starker
Anspannung. Das belastet
jeden Rücken! Gezielte Gymnastik zwei- bis dreimal die
Woche kann hier schon
Wunder wirken. Sie stabilisiert die Wirbelsäule, verbessert Ihre Beweglichkeit
und hilft gegen Verspannungen. Das «Trainingsbuch
Rückenschule» zeigt Ihnen,
wie Sie ohne großen Auf-
wand sofort mit Ihrem persönlichen Trainingspro-
gramm starten und schnell
Ihr Wohlbefinden steigern
können, egal ob zu Hause
oder unterwegs. Stärken Sie
sich selbst den Rücken!

Hans-Dieter Kempf
Die Sitzschule *Das Programm
für Alltag und Beruf*
(rororo sachbuch 9715)

Joachim Grifka
Die Knieschule *Hilfe bei
Kniebeschwerden*
(rororo sachbuch 9186)
Das Buch zeigt, wie man sich
bei Kniegelenksbeschwerden
selbst helfen kann und welche Erkrankungen ärztlich
behandelt werden müssen. Es
gibt dem Patienten die Möglichkeit, genaue Fragen zu
stellen und die ärztliche
Behandlung besser zu ver-
stehen.

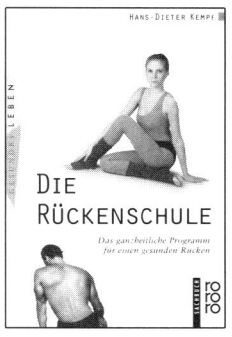

Hans-Dieter Kempf
Die Rückenschule *Das ganzheitliche Programm für
einen gesunden Rücken*
(rororo sachbuch 9793)
Der Autor präsentiert hier
einen Leitfaden zur aktiven
Gesundheitsvorsorge und
Rehabilitation von Rückenschmerzen. Dabei wird die
Veränderung von Alltagsbelastungen, die sinnvolle Ausübung bestimmter Gymna-
stikübungen ebenso ausführlich behandelt wie die Möglichkeiten am Arbeitsplatz,
negative Auswirkungen auf
die Wirbelsäule zu vermeiden. Das Buch wendet sich
an alle, die bereits Probleme
mit ihrem Rücken haben,
ebenso an jene, die Rückenschmerzen vorbeugen
wollen.

Ein Gesamtverzeichnis aller
lieferbaren Titel der Reihe
rororo gesundes leben finden
Sie in der *Rowohlt Revue*.
Jedes Vierteljahr neu.
Kostenlos in Ihrer Buchhand-
lung.

3407/5e

Hans-Dieter Kempf
Die Rückenschule *Das ganzheitliche Programm für einen gesunden Rücken*
(rororo sachbuch 9793)
Der Autor präsentiert hier einen Leitfaden zur aktiven Gesundheitsvorsorge und Rehabilitation von Rückenschmerzen. Dabei wird die Veränderung von Alltagsbelastungen, die sinnvolle Ausübung bestimmter Gymnastikübungen ebenso ausführlich behandelt wie die Möglichkeiten, am Arbeitsplatz negative Auswirkungen auf die Wirbelsäule zu vermeiden.

Hans-Dieter Kempf/
Frank Schmelcher/
Christian Ziegler
Trainingsbuch Rückenschule
(rororo sachbuch 9960)
Sie leiden unter Rückenschmerzen? Gezielte Gymnastik zwei- bis dreimal die Woche kann hier schon Wunder wirken. Sie stabilisiert die Wirbelsäule, verbessert Ihre Beweglichkeit und hilft gegen Verspannungen. Stärken Sie sich selbst den Rücken!

Hans-Dieter Kempf
Die Sitzschule
Das Programm für Alltag und Beruf
(rororo sachbuch 9715)
Wir alle sitzen erstens zu oft und zweitens auch noch falsch. Dieses Buch zeigt, wie man im Alltag und am Arbeitsplatz richtig sitzt. Und Sie finden hier auch eine kleine Rückenschule mit Kurzprogramm für den Arbeitsplatz und Tips zur Entspannung von Körper und Seele.

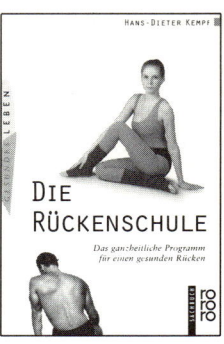

Sabine Letuwnik /
Jürgen Freiwald
Der Rückentrainer *Vorbeugen mit dem Aktivprogramm*
(rororo sport 9413)
Im Kreuz haben es viele und zunehmend mehr. Der Rückentrainer liefert Ihnen ein leicht durchführbares Programm für einen gesunden Rücken und zeigt Ihnen auch, wie man mit Gymnastik dem Rückenschmerz beikommen kann. Außerdem finden Sie eine Menge Alltagstips, die Ihrem Rücken zu spürbarer Schonung verhelfen.

Hans-Dieter Kempf
Rückenschule für Kinder
Haltungsschwächen korrigieren – Haltungsschäden vorbeugen
(rororo sachbuch 9338)
Mehr als ein Drittel aller Kinder muß schon mit Haltungsschäden leben, die im wesentlichen den Rücken betreffen. Wie man Kinder davor bewahren oder noch rechtzeitig gegensteuern kann, zeigt dieses Buch: Wie sitzt man richtig? Wie macht man welche Rückengymnastik mit Kindern? u.v.m.

Bruce Kumar Frantzis
Qi- Gong *Wege zu den Energiequellen des Körpers*
(rororo sport 9442)
Seit über 3000 Jahren nutzen die Chinesen diese sanften und genußvollen Qi- Gong-Übungen, um Krankheiten vorzubeugen und sie zu heilen, tiefe Entspannung zu spüren, Begleiterscheinungen des Alters zu mindern, die Sexualität zu intensivieren und die körperliche und geistige Leistungsfähigkeit zu aktivieren. Lernen Sie, in Ihren Körper hineinzufühlen, spüren und entdecken Sie die Energie, die durch Ihren Körper fließt und Ihnen Kraft und Vitalität gibt. Bruce Kumar Frantzis hatte das seltene Glück, von unterschiedlichen Großmeistern in die tiefsten Geheimnisse der inneren Kraft eingeweiht zu werden, die er in diesem Buch an uns weitergibt.

Ingo Jarosch
Die acht Brokate *Kraft und Entspannung aus dem Reich der Mitte*
(rororo sachbuch 9648)
Finden Sie Entspannung, tanken Sie Kraft und innere Ruhe: Die acht Brokate sind ein Gesundheitszyklus aus dem Tai Chi und beruhen auf der fernöstlichen ganzheitlichen Betrachtungsweise des Menschen. Diese eleganten Übungen sind schnell und leicht zu erlernen, und wenn Sie sich jeden Tag nur 10 Minuten Zeit nehmen, werden Sie Ihre innersten Energien wecken, und ein positives Lebensgefühl wird sich in kurzer Zeit einstellen.

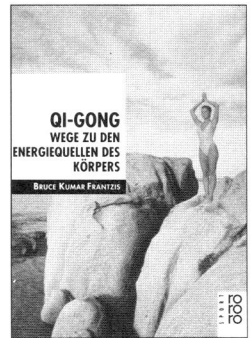

Yogi Deenbandhu (Detlef Uhle)
Yoga für alle *Übungen für jeden Tag*
(rororo sachbuch 9386)

Sue Luby
Hatha Yoga *Entspannen, auftanken, sich wohl fühlen*
(rororo sachbuch 8592)

Ingo Jarosch
Tai Chi *Neue Körpererfahrung und Entspannung*
(rororo sachbuch 8803)
Der Autor zeigt, wie man mit Tai Chi die Rückbesinnung auf sich selbst und die dabei erfahrene körperliche und geistige Entspannung mit seiner Methode rasch erlernen kann.

Tran Vu Chi
Heilen durch Bewegung *Schnelle Selbsthilfe durch WA DO bei Krankheiten und Beschwerden*
(rororo sachbuch 9615)
500 Bewegungen, die innerhalb kürzester Zeit Wohlbefinden hervorrufen und gezielt bei allen körperlichen und nervösen Beschwerden eingesetzt werden können – das ist WA DO.

Ingo Jarosch
Die acht Brokate *Kraft und Entspannung aus dem Reich der Mitte*
(rororo sachbuch 9648)
Finden Sie Entspannung, tanken Sie Kraft und innere Ruhe: Die acht Brokate sind ein Gesundheitszyklus aus dem Tai Chi und beruhen auf der fernöstlichen ganzheitlichen Betrachtungsweise des Menschen. Diese eleganten Übungen sind schnell und leicht zu erlernen. Und wenn Sie sich jeden Tag nur zehn Minuten Zeit nehmen, werden Sie Ihre innersten Energien wecken und in kurzer Zeit ein positives Lebensgefühl erfahren.

Ingo Jarosch
Tai Chi *Neue Körpererfahrung und Entspannung*
(rororo sachbuch 8803)

Sue Luby
Hatha Yoga *Entspannen, auftanken, sich wohl fühlen*
(rororo sachbuch 8592)
«Das Buch wendet sich an Anfänger und Fortgeschrittene verschiedenen Grades. Es möchte dem Leser helfen, Geist und Körper auf intelligente Weise beherrschen zu lernen, um dadurch Gesundheit und Spannkraft des Körpers zu erhöhen. Diese Absicht des Buches kann der Leser gewiß mit Erfolg erreichen, wenn er nach den Anleitungen des Buches übt. Es ist ‹ein intelligentes Buch›.»
BDY-Information (Berufsverband der deutschen Yogalehrer)

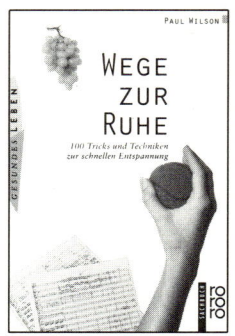

Paul Wilson
Wege zur Ruhe *100 Tricks und Techniken zur schnellen Entspannung*
(rororo sachbuch 60119)
Ein kurzweiliger Reader für hektische Zeiten: Neben Klassikern wie Atemtechnik, Stretching, Autosuggestion und Massagen stellt der Autor auch viele überraschende Wege zur Ruhe vor, etwa: die Katze streicheln, helle, lockere Kleidung anziehen oder viel klares Wasser trinken und für besonders Ungeduldige und Gestreßte gibt es effektive Hilfe für den «Notfall». Eine originelle, amüsante und informative Zusammenstellung von hundert Wegen zu schneller Ruhe und Entspannung.

Ein Gesamtverzeichnis aller lieferbaren Titel der Reihe *rororo gesundes leben* finden Sie in der *Rowohlt Revue*. Jedes Vierteljahr neu. Kostenlos in Ihrer Buchhandlung.

Jeanne Achterberg
Gedanken heilen *Die Kraft der Imagination. Grundlagen einer neuen Medizin*
(rororo sachbuch 8548)
«Die neuen Verhaltens-therapien, die die Imagina-tion in den Mittelpunkt stellen, wie zum Beispiel gelenkte Phantasien, Hyp-nose und Biofeedback, und denen ein Hauch von Schamanismus anhaftet, haben in kontrollierten Test-situationen ihren Einfluß auf die Immunität bewiesen. Nun, da sich die schwer faßbaren Geheimnisse des menschlichen Geistes zu enthüllen beginnen, spielt sich vor unseren Augen ein faszinierendes, noch nie da-gewesenes Drama ab: Das wissenschaftliche Paradigma wechselt, die Metaphern vermischen sich. Es ist ein guter Augenblick zu leben.» *Dr. med. Jeanne Achterberg im Vorwort ihres Buches*

Norman Cousins
Der Arzt in uns selbst *Wie Sie Ihre Selbstheilungskräfte aktivieren können*
Mit einem Vorwort von Heiko Ernst
(rororo sachbuch 9307)
Norman Cousins litt an einer tückischen, äußerst schmerz-haften Knochendegeneration, als er beschloß, sich selbst zu heilen: durch Höchstdosen von Vitamin C und – La-chen. Zur Verblüffung aller Fachleute war seine Therapie tatsächlich erfolgreich. In *Der Arzt in uns selbst* be-schreibt der renommierte Journalist seinen sensationel-len Heilungsprozeß, der die Wegscheide in der modernen Medizin markiert.

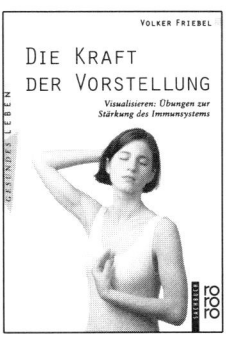

Volker Friebel
Die Kraft der Vorstellung
Visualisieren: Übungen zur Stärkung des Immun-systems
(rororo sachbuch 9959)
Der Diplompsychologe Dr. Volker Friebel bietet nicht nur eine Einführung in das Zusammenspiel von Psyche und Immunsystem. Er be-schreibt auch ausführlich, wie die Selbstheilungskräfte des Körpers funktionieren und welche Rolle die Tech-niken der Visualisierung dabei spielen. Im praktischen Teil des Buches stellt er Übungen vor, die der Ent-spannung und Stimulierung des Immunsystems dienen.

Ein Gesamtverzeichnis aller lieferbaren Titel der Reihe *rororo gesundes leben* finden Sie in der *Rowohlt Revue*. Jedes Vierteljahr neu. Kostenlos in Ihrer Buchhand-lung.

Bring dich in Schwung!

William B. Burleigh
Bring dich in Schwung! *Das ganz leichte Fitness-Programm*
(rororo sachbuch 9446)
Dieses Buch erzählt Ihnen alles, was Sie wissen müssen, um fit zu werden, sich besser zu fühlen und Ihr Gewicht zu vermindern. Folgen Sie einfach diesem leichten und amüsanten 16-Wochen-Programm mit der Garantie, sich danach besser zu fühlen als heute. Das Programm zeigt Ihnen, wie Sie in vier Monaten locker einen 5000-Meter-Lauf bewältigen können, ohne daß sie mehr als maximal zwei Stunden pro Woche investieren müssen. Das Buch lädt sie aber nicht nur zum Laufen ein, sondern darüber hinaus zu einer sanften Veränderung Ihrer Lebensweise. Sie müssen lediglich vier Monate lang jede Woche ein paar Minuten für das Lesen eines Kapitels erübrigen und dann die leichten Anweisungen befolgen. Auch wenig Bewegung tut gut, man muß nur im wahrsten Sinne des Wortes den ersten Schritt tun, nehmen Sie also das Buch als Startschuß in ein bewegtes Leben.

Ileana Melas
Die natürliche Bewegung
Energie bewahren, Körperbewußtsein entwickeln, Harmonie finden
(rororo sachbuch 9958)

Tran Vu Chi
Heilen durch Bewegung
Schnelle Selbsthilfe durch WA DO bei Krankheiten und Beschwerden
(rororo sachbuch 9615)

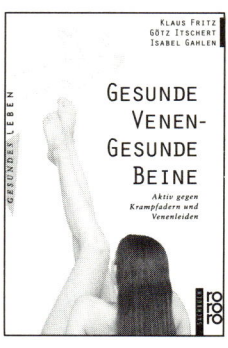

Klaus Fritz / Isabel Gahlen / Götz Itschert
Gesunde Venen – Gesunde Beine
Aktiv gegen Krampfadern und Venenleiden
(rororo sachbuch 9713)
Besenreiser, Krampfadern, Venenentzündungen, Thrombosen – in Deutschland haben etwa 15 Millionen Menschen Probleme mit ihren Venen. Was Sie alles tun können, um Ihre Venen – und damit Ihre Beine – gesund zu erhalten, erläutert dieser umfassende Reader. Fachleute geben sachkundig und verständlich Auskunft über Aufbau und Funktion des Gefäßsystems, Ursachen von Beinbeschwerden, besondere Risikofaktoren, Diagnose- und Therapieverfahren sowie Möglichkeiten der Selbsthilfe, Vorbeugung und Beschwerdelinderung.

Ein Gesamtverzeichnis aller lieferbaren Titel der Reihe *rororo gesundes leben* finden Sie in der *Rowohlt Revue*. Jedes Vierteljahr neu. Kostenlos in Ihrer Buchhandlung.

rororo gesundes leben